FLÁVIA LIPPI

A EQUAÇÃO

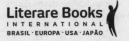

Copyright© 2024 by Literare Books International
Todos os direitos desta edição são reservados à Literare Books International.

Presidente do conselho:
Mauricio Sita

Presidente:
Alessandra Ksenhuck

Vice-presidentes:
Claudia Pires e Julyana Rosa

Diretora de projetos:
Gleide Santos

Capa:
Lucas Yamauchi e Gabriel Uchima

Projeto gráfico e diagramação:
Gabriel Uchima

Revisão:
Ivani Rezende e Carolina Abílio

Chief Sales Officer:
Claudia Pires

Impressão:
Gráfica Paym

Dados Internacionais de Catalogação na Publicação (CIP)
(eDOC BRASIL, Belo Horizonte/MG)

L765e Lippi, Flávia.
A equação / Flávia Lippi. – São Paulo, SP: Literare Books International, 2024.
256 p. : 14 x 21 cm

ISBN 978-65-5922-690-0

1. Autoestima. 2. Bem-estar. 3. Técnicas de autoajuda. I. Título.
CDD 158.1

Elaborado por Maurício Amormino Júnior – CRB6/2422

Literare Books International.
Alameda dos Guatás, 102 – Saúde– São Paulo, SP.
CEP 04053-040
Fone: +55 (0**11) 2659-0968
site: www.literarebooks.com.br
e-mail: literare@literarebooks.com.br

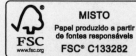

> "O amor e a compaixão
> são necessidades, não luxos.
> Sem eles, a humanidade
> não pode sobreviver."
>
> **DALAI LAMA**

Agradecimentos

À incansável amiga, assistente e mestre em pesquisa Carol Abílio, às contribuições amorosas de Jany Vargas, a maga da Granja Viana, ao Dani e à Ana que me salvaram, ao Marcelo Amiky, amigo de longas datas, que abriu as portas de sua produtora sem pestanejar, para gravar meus pensamentos. Aos meus mestres, que nunca deixaram de me abrir os olhos para a bondade infinita do universo, e aos meus pais, que sempre estão a meu lado e que me ensinam que o abraço é a cura para todas as dores. Ao imenso mergulho de pessoas que me disseram uma frase, me deram uma mão, tiraram uma pedra do caminho e que me proporcionaram o desejo de compartilhar a minha própria equação. Pelo apoio pessoal ao longo das estradas sinuosas, agradeço a todos os amigos do passado e do presente, próximos ou distantes. Obrigada por enriquecerem minha vida de tantas maneiras. A minha família, das irmãs, sobrinhos aos tios e primos, que serviram de inspiração em momentos que passamos juntos nessa vida terráquea. Por fim, agradeço a você, cotovia, que canta na árvore junto a minha varanda enquanto escrevo isto. Você e todos os seus companheiros, tucanos, pica-paus, esquilos, gambás, que me tiram a atenção para colorir a minha mente enquanto escrevo estas páginas. Obrigada Universo, Deus, todos os santos e todas as deidades, por me ajudarem, e por colocar tanta beleza no meu caminho. Às vezes, não compreendemos senão muito tarde que um dado momento no tempo mudou a direção de nossa vida. Tantos momentos compartilhados neste livro mudaram a minha trajetória! Obrigada a você, leitor, pelo bem que você representa e por nossa ligação.

Com um abraço carinhoso,

Flávia Lippi.
Na varanda, ao nascer do sol.
Madrugada de segunda-feira.

Eu gosto de ser chamado(a) de

_____ .

Abri este livro com a intenção,
a consciência e o compromisso de
viver a minha vida em plenitude.
Eu assumo total responsabilidade
sobre o sucesso e a aplicação
desta equação em minha vida.

Prefácio

Flávia Lippi sempre nos traz um olhar diferenciado, detalhista e sutil de melhora para nossas vidas e eu posso provar!

Desde a primeira vez em que ouvi uma fala da Flávia, ela mudou algum hábito – nem tão bom assim – que eu tinha. Um exemplo foi uma palestra em que ela citava o poder do despertar com copo d'água pela manhã. Ela falava da qualidade do despertar. Eu, com a vida agitada, levantava já no celular, em dez minutos estava a mil e o dia já começava agitado não só para mim, mas para todos ao redor. Parece uma dica simples, né?

Mas o simples é o mais difícil de se encontrar.

Ao aderir ao copo d'água e entender o poder de respeitar o tempo de despertar do meu cérebro, me tornei mais produtiva, menos ansiosa e muito mais feliz. Foi ali que comecei a entender que nada é para ontem porque cada tarefa tem seu tempo no mundo. A mim só cabe dar o melhor caminho para que ela seja realizada. Mais do que isso, fica impossível. Controlar o destino não é seara de humanos. É da ordem do divino e para ouvir sussurros vindos desse lugar é fundamental a autoconexão; coisa que passei a entender e dar valor também.

Diante de tantos desdobramentos após ouvir uma única fala da Flávia, quando ela me chamou para escrever este prefácio, eu pensei: ela sabe como suas palavras impactaram meu coração há anos atrás? Ela sabe que me deixou uma marca

A EQUAÇÃO

eterna? E, além de eterna, linda. Uma marca de melhora de vida, de autopercepção, de autocuidado. Ela sabe? Agora, sim.

Neste livro, Flávia me colocou mais uma vez para pensar, me autorrefletir e buscar mudanças. Quando fazemos isso em nós, ajudamos o mundo todo. É um processo natural, fluido e cheio de amor. E amor por todos os nossos lados e detalhes.

Tenho certeza que você busca uma vida o mais próximo possível da perfeição; dentro dos seus conceitos subjetivos e individuais; mas existe uma perfeição que não engloba a tentativa de controlar acontecimentos, mas de viver a sua própria verdade, em vez de seguir padrões impostos pela sociedade; que, geralmente, são péssimos para qualquer ser humano.

A busca pela perfeição pode ser exaustiva e a felicidade se esconde em pequenas conquistas, equilibrando aceitação e o desejo de crescimento pessoal.

Flávia nos leva por um caminho belo, tão raro hoje, em que te coloca para discutir a importância de aceitar e valorizar quem você é, ao mesmo tempo em que busca melhorar e evoluir internamente. Encontrar um equilíbrio saudável entre aceitação e crescimento pessoal, abrindo um caminho para uma vida plena e satisfatória é um dos efeitos desta leitura e um dos efeitos ao encontrar Flávia Lippi, seja em uma palestra ou em seu livro. Uma vida melhor é o que nos espera nas linhas a seguir.

Façam bom proveito.

E, gratidão, Flávia, por este livro.

E também por me conceder tamanha honra.

Suzana Pires,
atriz, autora e fundadora do Instituto Dona de Si

Prólogo

O seu cérebro é protagonista de muitos hábitos e práticas que podem manter o estilo de vida saudável ou acabar de vez com a sua saúde. Você vai aprender a otimizar os seus processos neurológicos para ter mais bem-estar, disposição e concentração no dia a dia.

Com o que aprender aqui, estará capacitado para ter uma vida plena. Vai aprender a ler e ser cientista do seu corpo e da sua mente para aumentar sua saúde, atenção, foco, melhorar sua organização de tempo, se relacionar com as outras pessoas com mais empatia, tendo autocompaixão, cultivando relacionamentos significativos e vivendo uma existência autêntica. Sim, a tal da espiritualidade.

Depois do Guillain-Barré, decidi nunca mais ter controle de nada. O fluxo da vida está em acreditar no coração. Onde ele bater e te fizer feliz, fique; onde ele te fizer sofrer, saia. De tudo, quero compartilhar com você o que trago no peito aberto para continuar vivendo livremente pelo mundo. O abraço, além de ser afeto, é conexão e uma ponte entre o medo de não ter controle e a certeza de que a vida é livre e somos passageiros aqui. A doença autoimune me libertou. Voltei a ser livre como criança.

A EQUAÇÃO

Imagine acordar no meio da noite e perceber que não tem nenhum controle sobre o seu corpo e nem de quem você é?

Hoje, posso dizer que naquele hospital, com dores insuportáveis, sem conseguir me mexer, quase sem memória e sem voz, que a vida é instabilidade, zero controle e que a felicidade está no mais simples dos atos.

Foi na perda total de controle que encontrei a EQUAÇÃO da minha vida e percebi o quanto vale a minha vida – e mais – que ela seria a chave que me daria acesso a quem eu sou e por que estou aqui e agora.

Realmente, o extraordinário nem sempre está onde você imagina.

Sempre se cuide, nunca deposite esta responsabilidade na mão de ninguém. Não coloque sua vida em risco, nem as das pessoas a sua volta. Seja colaborativo e empático. Respire, tenha saúde e clareza mental e ajude o próximo. Fique calmo para poder prestar atenção aos sinais da vida. As coisas materiais não são tão importantes, e elas não o salvarão. Leve com você apenas o essencial.

Continue aqui comigo para entender como cheguei a essa conclusão.

Trabalhei por mais de 20 anos em *broadcasting*, como jornalista, tive acesso a pessoas incríveis ao longo da carreira e de aprendizados também. Algumas pessoas trago em minha lembrança, até como referências e que me inspiraram escrever sobre a minha experiência e como retomei a minha vida após esta vivência, no mínimo, interessante.

Uma dessas pessoas foi o filósofo italiano Domenico De Masi*, que, em uma entrevista sobre o livro *O ócio criativo*, preconizava que o trabalho mudaria – inclusive porque não haveria mais emprego para todo mundo e teríamos que ter mais harmonia na relação entre trabalhar, estudar e descansar. Ele dizia, ainda, que o mundo do trabalho seria, necessariamente, mais feminino num futuro próximo, menos tradicionalista e preconceituoso também.

O livro foi lançado em 1995, entrei na TV em 1990. Pensei muito sobre isso quando deixei de ouvir minha própria voz na mídia tradicional. E, desde então, resolvi me transformar em uma tradutora perspicaz dos caminhos tradicionais e ancestrais da vida. Eu me lembrei de como a possibilidade de descansar, mudar de ares, de meios e formas, já me apavorou e de como fui sabotadora de mim mesma me negando descanso e pausas. Sair do ambiente no qual se produz é uma maneira de ser ainda mais produtivo na volta. Está aí o *anywhere office* (trabalhar de qualquer lugar), fruto da pandemia de 2020. Mas, pensando bem, nem é essa a questão.

O ócio é justo. Temos, a meu ver, a obrigação de aproveitar esse curto espaço de tempo aqui com curiosidade e alegria. Não conheço emprego formal que faça isso por nós ao longo de uma vida inteira sem lazer em boas quantidades. E olha que gosto muito do meu trabalho. E adoro

---

* Olá, eu sou o primeiro rodapé deste livro! Nestas linhas, vou te apresentar também vários conceitos, autores e ideias que acho que você vai gostar de se aprofundar. Esse a quem me refiro é professor de Sociologia do Trabalho na Universidade La Sapienza, em Roma, na Itália, e referência internacional nas áreas de sociologia urbana, desenvolvimento, trabalho, organização e macrossistemas.

A EQUAÇÃO

quando sobra bastante tempo para outras coisas, inclusive o ócio. Falando em ócio, descansando entre uma página e outra deste livro, me lembrei de uma entrevista com o Ailton Krenac, líder indígena, ambientalista, filósofo, poeta e escritor brasileiro da etnia indígena krenac.

Lembro-me como se fosse hoje do olhar penetrante, das palavras soltas e do ar natural que me dava a certeza de que ele estava certo. E que ali eu teria um ensinamento para a vida. Ele defende que nada pode existir separado da natureza. E, ao longo destas páginas, vou te convidar para vivenciar essa verdade comigo.

Krenac (acho que posso chamá-lo assim, despretensiosamente e sem muita formalidade – afinal, é um dos meus mestres) critica a ideia do ser humano como centro do universo e dissociado da natureza. Será que a natureza nos percebe da mesma maneira que a percebemos? Na verdade, dependemos (e muito) da natureza, mas a natureza não depende de nós (...). Ele sempre diz que não se sente parte dessa humanidade, e sim excluído dela. E me veio um desejo grande de te fazer essa pergunta. E, afinal, como você se sente?

Outro mestre que me marcou profundamente também foi a Jane Goodall, primatologista, etóloga e antropóloga britânica. Ela nasceu apaixonada por animais, passou toda a sua vida aprendendo com a natureza. Ela diz que, quando passamos a vida de uma maneira significativa, convivendo e dividindo a vida com os animais, de *pets* a gorilas, temos a certeza de que não somos os únicos seres do planeta com personalidade, pensamentos, mentes, emoções e amor. Ela passou a maior parte da vida estudando os chimpanzés. Um dia recebeu uma carta de seu mentor, dizendo que ela deveria fazer um PhD, um doutorado em Etologia, e que ele havia conseguido um lugar para ela na Universidade de Cambridge.

Essa parte da história da vida dela me impactou muito, porque sempre achei que a vida é para ser vivida e para ensinarmos, deveríamos viver e não estudar sobre ela. Entendo o desânimo que relata quando diz que os professores diziam que ela havia feito tudo errado e que ali não tinha pesquisa. Ela não poderia dar nome aos animais e deveria simplesmente tratá-los como objetos. A ciência pretende quantificar tudo e acredita que não devemos ter empatia pelo objeto a ser estudado. "Você deve ser fria e objetiva para ser cientista".

Eu me lembro da primeira matéria que fiz sobre animais selvagens e eu deveria entrevistar um cientista, o maior especialista sobre harpias, conhecidas como gaviões-reais, e descrever como viviam. De cara, iniciei a matéria colocando a harpia em um lugar mitológico e, ao mesmo, tempo fazendo alusão à construção de uma família como a de humanos. A matéria estava linda e amorosa. Quase foi derrubada pelo diretor, porque além de fazer exatamente o oposto que a ciência me obrigava – ou seja, ser fria e objetiva –, ainda feria os princípios jornalísticos da época, que eram os mesmos da ciência, acrescentando que não deveria me emocionar jamais com nenhuma história. Ou melhor, a verdade pelo meu ponto de vista também deveria ser eliminada. Ainda bem

A EQUAÇÃO

que o jornalismo evoluiu e hoje podemos nos expressar como humanos e não como robôs em frente à notícia. Já fui recriminada por chorar ao vivo, diante dos olhos de meus telespectadores, e fui fortemente punida pela TV. Que bom que o jornalismo mudou.

Mas aqui, neste novo mundo da minha vida, sem controle (consegui sair muito mais viva do hospital!), quero, posso e devo te fazer um convite: calcule quanto vale cada segundo da sua vida.

A gente vai envelhecendo e o ego vai diminuindo. A gente não quer mais poder, a gente quer entender os sofrimentos alheios e acolher. De cachorro a pessoas que amamos, a gente só quer que eles sejam felizes sem nenhuma explicação. Realmente, desejo que você encontre a plenitude a partir dessa felicidade simples e entenda o que na minha experiência de quase-morte aprendi com o maior ensinamento que o universo poderia me mostrar: a vida está nos segundos que você perde com bobagens.

Antes de prosseguir com a leitura, gostaria que refletisse.

1. Você tem se matado de trabalhar?

2. Você está vivendo a vida que sonhou?

3. Seus relacionamentos te deixam feliz?

4. Você vive em plenitude?

E...

5. Quanto vale a sua vida?

Introdução

A Equação não é um livro, um curso, um guia de boas práticas. É uma jornada de vida. Uma vivência. Uma experiência de descoberta, um retiro em meio ao caos.

Se pudesse resumir esta experiência, diria que é um misto de técnicas e práticas de como coordenar e dirigir suas ações de modo significativo para conquistar seus objetivos e metas sendo pleno neste planetinha tão lindo e tão desafiador.

Entre perguntas e pesquisas, concluí que a constância, a autodisciplina e a autoconsciência têm seu lugar nas nuvens. Se a gente não sacrificar o que não é útil para nós e ficarmos nos envolvendo superficialmente na vida, cheio de distrações desnecessárias, perdemos o foco no viver plenamente. E o que a gente precisa para ser pleno é dedicação e conhecimento sobre nós mesmos, nos tornando "cientista de nós".

Outra coisa muito importante disso tudo é descobrir com quem fazer, e não o que deve ser feito. E lembrar-se que toda jornada é espiritual, não há nada além disso nesse extenso universo.

Chegue mais, pegue uma caneta, que a gente vai começar.

Flávia Lippi

1 - Anote aqui a data de hoje e a nota que você se dá ao iniciar esta jornada para uma vida plena. Sendo 0, nada preparado, e 10, totalmente preparado.

2 – Agora, responda no mesmo raciocínio, de 0 a 10, o quanto tem vivido o momento, tem sido curioso, tem investido tempo em você, tem sido generoso, tem cultivado relacionamentos saudáveis e cuidado do seu corpo. Por fim, de 0 a 10, pode dizer que tem uma vida plena?

3 - Defina quantas páginas vai ler por dia. Escreva aqui para que tenha esse compromisso com você.

4 - Agora, quero te sugerir que defina como sua vida vai estar seguindo os mesmos critérios de 0 a 10, ao final desta leitura.

5 - Quando terminar toda esta jornada, veja exatamente como está se sentindo nos critérios acima e marque aqui.

6 - Tem uma coisa que aprendi. Saber com quem, faz toda a diferença. Se estiver disposto, encontre alguém que queira fazer a jornada com você. Lendo no mesmo ritmo e compartilhando as ideias que surgirem. Escolha uma pessoa que tenha os mesmos interesses que você.

P.S: não vale falar mal da equação antes de praticar até o final.

A EQUAÇÃO

Resolvi criar uma calculadora de vida

Se assim como eu, também se sentiu incomodado com as perguntas que acabou de responder, acho que somos parecidos, ou temos algo em comum. Afinal, você ainda está com meu livro em suas mãos.

Sou muito curiosa e apaixonada. Vai de tecnologia à unha encravada. Adoro ler de tudo, de placa de rua à bula de remédio. Você se identifica com alguma coisa? Seria tão incrível sentar com você para tomar um café e te ouvir. Não acho mais nada impossível e, ao longo destas páginas comigo, vai perceber que aprendi a acreditar no fluxo da vida, simplesmente acreditar no processo.

Nessas andanças pelo planeta, resolvi criar uma calculadora de vida. Sei que parece bem esquisito, mas queria saber quanto vale a minha vida. Sei que você deve achar mais esquisito ainda. Para que saber quanto vale a vida, afinal? Poderia ser um guia de propósito, missão e paixão pelo simples viver.

Percebi que, para ter escalabilidade, precisava de uma plataforma on-line, com a calculadora lá e um monte de gente respondendo e praticando, assim não seria só eu calculando a vida. Eu chamei de A Equação. Pensei: e se essa calculadora de vida fosse também um método para aprender a hackear* a gente mesmo?

O que é hackear mesmo?

Está associado à autotransformação. Criado para este mundo meio digital meio real, porque remete diretamente

---

* A palavra hackear vem da ideia de um conhecimento profundo sobre um sistema, usado para otimizar seu funcionamento.

ao conceito de *"hacking"*, para um entendimento profundo de algo em tecnologia. Foi até citado no livro do Yuval Noah Harari* *21 Lições para o Século 21*. Harari alega ser possível ainda no século 21 hackearmos humanos, especialmente utilizando biologia e dados. Para mim, é autoconhecimento puro. Sem detectar nossos maiores abismos e maiores medos, o mundo nos engole. Quero que você se apaixone pelo processo de viver. E, com este livro nas mãos, possa disseminar a ideia de apaixonar-se pela vida!

O começo de tudo

Em 2014, para a construção dessa tal equação, comecei uma longa pesquisa, um mergulho na alma humana, nos medos, desejos, nas grandes perdas e grandes dramas, também nas grandes alegrias e construções da humanidade.

Assisti a filmes, li biografias, matérias espalhadas pelo mundo, livros, pesquisas, aplicando o conteúdo formal estudado nas universidades que eu fazia parte. Até hoje, considero um pós-doutorado sem diploma. De 2019 a 2023, li 700 livros, o que dá mais ou menos um livro por semana. Levo quatro horas para ler um livro e uma semana para fichar todo o conhecimento no meu computador. Não é ler em modo rápido, é ler, pesquisar, anotar, fichar, entrar em contato e testar. Quando estou nesse processo, leio em voz alta, anoto minhas dúvidas e pratico o que é possível para sentir a veracidade do meu entendimento.

---

* Um dos meus autores favoritos. O Harari é professor de História na Universidade Hebraica de Jerusalém, e escreve sobre temas como o futuro da humanidade e inovação. Tem mais de 16 milhões de livros vendidos no mundo todo.

A EQUAÇÃO

Comecei a usar a Filosofia, que é uma das minhas grandes paixões. O período pré-socrático é o ponto inicial das reflexões filosóficas. A Cosmologia, a *physis*, o princípio eterno e imutável que se encontra na origem da natureza e de suas transformações. Lá pelos anos 2000, me apaixonei pela maiêutica de Sócrates, que significa "dar à luz", o conhecimento. Pressupõe que "a verdade está latente em todo ser humano, podendo aflorar aos poucos na medida em que se responde a uma série de perguntas simples, quase ingênuas, porém perspicazes".

Comecei com perguntas bem básicas e até óbvias. Será que estava mesmo feliz? Será que fazer o que fazia era a minha missão? E tem missão? Do que preciso para viver?

Sabe, meu amigo, posso te chamar assim? Afinal, você está me incentivando de uma forma bem específica, lendo este livro. Então, como estava falando, acredita que eu ainda acreditava em controlar a vida e que estudar bastava para achar as respostas? Pois é, acreditei nisso por muito tempo. Você acredita nisso ainda, ou já percebeu que a vida é um fluxo intenso e que temos a oportunidade de surfar essas ondas? Pois é, foi só em 2017 quando tive uma experiência de quase morte, que descobri a minha equação e concluí que controle é totalmente desnecessário.

Os paradoxos da felicidade

Cheguei ao Paradoxo de Easterlin. Esse professor de Economia da Universidade da Califórnia descobriu que, até certo ponto, existe sim uma correlação entre riqueza e felicidade. Ele comparou a evolução dos níveis de felicidade e do PIB per capita de diversos países. Quanto mais dinheiro as pessoas têm, maior a percepção de felicidade.

Mas olha que curioso: depois de certo valor numérico, isso deixa de existir e essa correlação não acontece mais.

Imagine a confusão que ele causou na época, em 1974, em que se tinha a certeza de que as pessoas eram seres egoístas que só queriam saber dos próprios interesses. Se isso fosse verdade, quanto mais dinheiro alguém tivesse, mais meios essa pessoa teria para conquistar tudo que quisesse, então, logicamente, ela seria mais feliz... ou não? Você já fez essa observação da própria vida?

Os pesquisadores descobriram com esse estudo que países que tiveram um desenvolvimento econômico bem rápido no último século, como a China, não tinham necessariamente uma população mais feliz. Esse era o primeiro sinal que talvez medir o bem-estar das pessoas apenas pelos indicadores econômicos não era lá uma ideia tão boa assim.

Até que, em 2010, Daniel Kahneman, uma fera da Economia, que ganhou o Prêmio Nobel em 2002 e estuda a Economia Comportamental, que combina a Economia com a ciência cognitiva para explicar o comportamento nada racional da gestão do risco pelas pessoas, acendeu uma luz na humanidade. Publicou uma pesquisa incrível com o Angus Deaton, da Universidade de Princeton, e quebrou de vez essa ideia de riqueza na cabeça dos cientistas.

A pesquisa de Kahneman mostrou que tanto satisfação com a vida quanto felicidade são proporcionais ao quanto a pessoa ganha até chegar em 75 mil dólares por ano, que seria mais ou menos 6 mil dólares por mês, ou em 2023, 30 mil e quinhentos reais. Essa quantidade, ele descobriu, era o necessário para que as pessoas tivessem acesso a serviços básicos, como assistência médica, educação, casa e lazer, portanto, eram felizes. Na

A EQUAÇÃO

verdade, a pesquisa mostra que o que a gente precisa é ter o suficiente para as nossas necessidades.

Quero só fazer um alerta e dizer que não estou aqui pregando a pobreza, não é isso. E que 30 mil e quinhentos reais, é um super salário, e tenho total consciência disso. E também não estou falando que o problema está no dinheiro. O meu objetivo aqui é fazer você refletir sobre um aspecto da sua vida que pode estar em desequilíbrio e talvez até no caminho de ir atrás dos seus sonhos.

FIB - Índice de Felicidade Interna Bruta

Nos últimos anos, a Organização das Nações Unidas, a ONU, lançou um novo indicador para medir esse aspecto mais subjetivo de bem-estar das pessoas. É o chamado FIB, o índice de Felicidade Interna Bruta. Então, enquanto o PIB está lá mais preocupado com índices de desenvolvimento econômico e produtividade dos países, o FIB foca aspectos como saúde e bem-estar.

Quem criou essa variável foi o rei do Butão, Jigme Singye Wangchuck, em 1972. O Butão era criticado por ter um desenvolvimento econômico muito demorado. A resposta do rei foi que o Butão tinha o compromisso de construir uma economia baseada nos vales budistas e na cultura do seu povo, e não só em métricas econômicas. Em 2011, as Nações Unidas publicaram uma resolução pedindo para todos os países medirem a felicidade da sua população como base para desenvolver novas políticas públicas, com as métricas econômicas.

O FIB mede 9 categorias que são consideradas a base para o desenvolvimento da felicidade e de uma vida plena.

- Bem-estar psicológico, incluindo otimismo, autoestima, nível de estresse e espiritualidade;

- Saúde física e mental, como prática de exercícios físicos, nutrição, percepção de bem-estar;

- Uso do tempo. Essa daqui eu acho muito interessante, olha só. São avaliadas questões como tempo perdido no trânsito, divisão entre horas de trabalho e horas de lazer e educacionais;

- Vitalidade comunitária. Aqui, estamos falando das relações entre as comunidades, como bairros, associações de esporte e clubes locais. Analisa sensação de pertencimento, segurança e ações de voluntariado;

- Educação, medindo variáveis como educação formal e informal, competências desenvolvidas e valorizadas por uma população, e valores educacionais;

- Cultura, analisando tradições da cultura local, festas tradicionais, desenvolvimento das artes e casos de discriminação por raça, cor ou gênero;

- Meio ambiente, observando a relação entre as pessoas e os recursos naturais de um determinado espaço, como a terra, o ar e a água de um país. Aqui também são medidos a acessibilidade a áreas verdes, sistemas de coleta de lixo e reciclagem, e a biodiversidade;

- Governança, que analisa a maneira como a população se relaciona com a mídia, a política e as notícias do seu país;

A EQUAÇÃO

- E, por fim, padrão de vida. Esse último aspecto é o mais econômico de todos, medindo renda familiar e individual, seguridade das finanças, taxa de dívidas da população e desigualdade.

A pesquisa mais longa sobre felicidade

Para reforçar esse estudo, busquei uma pesquisa, que já dura 75 anos, sobre a verdadeira felicidade e satisfação, do psiquiatra Robert Waldinger. As pessoas que participaram, muitas ainda vivas, com 90 anos, tiveram seus cérebros escaneados, foram registradas horas de gravações de conversas entre família, na intimidade da casa, exames de sangue, todo tipo de investigação de corpo, mente e ambiente. O resultado comprova que bons relacionamentos nos mantêm felizes e saudáveis. Ponto-final.

Os 3 ensinamentos sobre relacionamentos:

- A primeira é que conexões sociais são muito boas para nós e a solidão mata. Quem está conectado à família, amigos e comunidade vive mais e mais feliz. A experiência da solidão é tóxica. Quem vive isolado mais do que gostaria tem uma deterioração cerebral mais rápida, doenças mentais e aumento de doenças crônicas. E, sim, morre antes.

- A segunda lição que eles podem nos ensinar é: se relacionar não é viver com um monte de gente ou rodeado de amigos. É viver com qualidade, em harmonia e sem conflitos. Viver em conflito, seja familiar ou de comunidade, também mata. Permanecer casado sem afeto e em conflito é pior para a saúde do que divorciar. Os exames provaram que quem tem um casamento feliz aos 80 anos consegue atenuar a dor física por causa do afeto de casal. Inclusive o nível de colesterol dessas pessoas é mais baixo. O contrário é verdadeiro para quem vive um casamento conflituoso: as dores aumentam e o colesterol sobe.

- E a terceira grande lição. Relacionamentos saudáveis não protegem só o nosso corpo físico, mas também o nosso cérebro. Estar em um relacionamento seguro e estável, com uma pessoa que sabe que realmente pode contar com ela, melhora a memória; ao contrário de casamentos conflituosos, que promovem a perda de memória, principalmente em idosos.

A teoria do Caos e os templos

Mergulhei nos templos da Índia, Nepal e Tibete. Ainda fiz um estudo com pessoas em fase terminal, com cronobiologia e a espiral matemática de Nikola Tesla. Por fim, usei a teoria do caos para amarrar toda A Equação. A Teoria do Caos consiste na ideia de que pequenas mudanças no início de um evento (mudanças climáticas, mercado financeiro ou qualquer situação não linear) podem desencadear alterações drásticas ao longo do tempo.

Você ainda está querendo controle? Pense bem...

SUMÁRIO

PARTE 1:
COMO LER ESTE LIVRO

1. Meditação - um minuto de despertar........ 30

2. Multiverso.................................. 31

3.Playlist de músicas em
frequência Fibonacci........................ 32

4. Os Saltos.................................. 33

PARTE 2:
QUANTO VALE SUA VIDA

Salto 1 — Letra A
Consciência.................................. 38

Salto 2 — Letra C
Criatividade — a consciência para sair
da zona de conforto.......................... 43

Salto 3 — Letra D
Quem eu quero ser agora?..................... 48

Salto 4 — Letra O
Sinta o outro em você........................ 52

Salto 5 — Letra R
Cultivando as Relações....................... 56

Salto 6 — Letra S
Cuidando do seu corpo........................ 60

PARTE 3:
QUANTO VALE A MINHA VIDA

O extraordinário nem sempre está
onde você imagina.............................. 66

O meu extraordinário........................... 70

A chegada ao hospital.......................... 73

Bom roteiro de Netflix......................... 79

Eu chorei de dor............................... 86

Minha hospedagem............................... 88

Viver o momento................................ 91

Eu me rendi.................................... 96

Mulher de ferro................................ 100

Ligia é o nome dela............................ 102

Ser curioso.................................... 104

Os labirintos.................................. 107

A generosidade................................. 110

Escolhas e o efeito dominó..................... 115

A NASA de cada um.............................. 118

O dilema das redes............................. 121

Seu corpo como mapa de vida.................... 124

A espiritualidade está na esquina............. 127

Autocuidado.................................... 130

Eu acreditei que eu era uma fraude............. 132

Titanic.. 136

As suas construções te trouxeram até aqui?... 141

Mentiras sociais............................... 144

Perdão e verdade........................... 146

Grandes mestres............................ 149

O cultivo de relacionamentos............... 154

A lei das médias........................... 158

Efeito manada.............................. 161

O que é cuidado para você?................. 165

Ancestralidade............................. 167

O bode expiatório.......................... 169

Os atalhos do cérebro...................... 171

Metacognição............................... 180

21 dias e pronto........................... 183

Descreva a sua rotina...................... 187

O dia que voltei para o mundo.............. 194

Vamos começar do básico.................... 197

Meu monastério............................. 201

Saúde mental............................... 205

A arrogância que nos persegue.............. 209

As batalhas perdidas....................... 212

O fim é sempre o começo.................... 215

UM GUIA PARA O LEITOR COLOCAR ESSAS IDEIAS TODO DIA NA VIDA

Calcule a sua Equação...................... 219

Como aplicar no cotidiano.................. 220

Resumo das letras da Equação............... 222

Planners................................... 225

PARTE

1

COMO
LER
ESTE
LIVRO

1. Meditação – um minuto de despertar

Uma forma de entrar no multiverso e de experienciar a inteligência espiritual, treinar seu cérebro para uma mente tranquila, focada e clara.

A cada hora que estiver aqui comigo, vou te convidar para parar e meditarmos por um minuto, aqui neste QR Code[*].

---

[*] Onde tiver um QR CODE, você está sendo convidado para entrar na minha casa.

2. Multiverso

Há mais de 2000 anos, Platão, um dos pais da Filosofia moderna, acreditava que podíamos nos comunicar uns com os outros pelo simples fato de todos termos igual acesso às ideias universais.

No século XX, Pierre Teilhard de Chardin, francês, jesuíta, teólogo e paleontólogo, deixou como legado uma filosofia que reconcilia a ciência do mundo material com as forças sagradas. A existência de uma noosfera separada da biosfera material.

Alguns anos depois, o psicólogo Carl Jung propôs uma teoria de inconsciente coletivo. Uma camada da vida mental dos seres humanos povoada de arquétipos, significados e eventos traumáticos em larga escala que pode ser acessada por qualquer indivíduo e está por trás das inúmeras experiências de telepatia e a sincronicidade de eventos.

3. Playlist de músicas em frequência Fibonacci

4. Os Saltos

Os Saltos na Equação são momentos de iluminação na vida e nas decisões. Cada letra da Equação é um Salto. Achei que seria uma ótima referência de como podemos nos misturar ao universo em vários planos.

Os 6 Saltos são uma soma de luz que faz o seu despertar para uma vida plena.

Foi inspirado no salto quântico da física, que é um princípio utilizado nas ciências modernas, como a nanotecnologia, a microeletrônica, a mecatrônica, entre outras. O processo criativo também está associado a um salto quântico na mente. Uma mudança brusca de percepção. Uma disrupção do pensamento.

AGORA É SUA VEZ DE SE PERGUNTAR

O que espero de mim?

O que espero do mundo?

Qual mentira ando contando para mim mesmo?

A EQUAÇÃO

Assim que embarcar neste universo, sugiro que anote todas as dúvidas que surgirem sobre o que estou escrevendo aqui. Isso vai te ajudar a preparar o próprio processo, a sua equação.

A partir de agora, você tem nas mãos o conhecimento para olhar para o céu, dar um sorriso e tomar a decisão de ter uma vida plena. Tem também a capacidade de dizer: eu não quero me matar de trabalhar para viver.

UMA PEQUENA REFLEXÃO

Quais são meus limites para ir adiante e alcançar resultados, tendo uma vida plena?

Quais regras proponho para ter consistência e autodisciplina até terminar o dia de hoje?

Quais pensamentos e comportamentos comprovam isso?

Notinha: não pretendo ganhar um Nobel de Literatura, o texto é simples e minha personalidade está estampada nestas páginas. Mas quero que seja um *best seller*, e nisso você pode me ajudar divulgando para todos seus amigos.

Antes de mergulhar nos Saltos, quero te convidar para calcular a sua Equação. É só apontar o celular para o QR Code.

PARTE 2

QUANTO VALE SUA VIDA?

Salto 1 – Letra A
Consciência

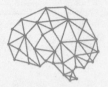

REFLITA: VIVO O AQUI E O AGORA?

Eu curto cada instante? Todos os momentos são únicos? Observo detalhes, aromas, sons, paladar, tato, cenas da natureza? Todas as vezes que perco a atenção, foco no que estou fazendo?

Prognóstico: diminui a ansiedade, aumenta o autocontrole, diminui o cortisol, diminui o estresse, diminui a culpa.

Quanto você se compromete a melhorar este item da sua equação?

> "Penso noventa e nove vezes e nada descubro; deixo de pensar, mergulho em profundo silêncio – e eis que a verdade se me revela."
>
> **ALBERT EINSTEIN**

Anote. Se andar com um caderninho no bolso, vai levar essa experiência que está tendo agora, de olhar para o seu cotidiano, para todo lugar. Todo dia você vai se trabalhar e expandir a sua consciência para as possibilidades que determinam a sua vida. Permita se observar a partir de outros pontos de vista. Mas lembre-se de que não é uma comparação. É uma observação.

E a observação, a maneira como nós identificamos algo, é a peça mais fundamental para entendermos a maneira como o mundo é construído. É por isso que começamos e terminamos a nossa jornada expandindo a consciência e a nossa forma de habitar nosso corpo, nossa mente e o universo.

O conceito dos Saltos veio da Física Quântica, mais especificamente sobre o estudo dos elétrons. Os experimentos do cientista Thomas Young comprovam que existem ondas de possibilidade pelas quais os elétrons – pequenas partículas que formam tudo no mundo – agem para chegar a um mesmo ponto. E essas ondas de possibilidade são influenciadas por quem está observando esses elétrons.

Quando estudava Física Quântica, os ensinamentos milenares vinham sempre me lembrar que alguém já fez isso antes. Gosto muito de um templo que tem aqui na Granja Viana, onde moro (de forma impermanente também). O templo é o Odsal Ling, construído por Chagdud Tulku Rinpoche. Ele tem um livro lindo *Portões da prática budista*, ensinamentos essenciais de um lama tibetano. Vou resumir o que aprendi com ele sobre viver aqui e agora, viver o momento, consciência e possibilidades do eu. De maneira bem geral, vivemos nos extremos. O que gosto e não gosto, o que quero e não quero e, quando perco algo que considerava muito importante, sofro.

O Budismo tem como prática nos liberar dessas dores. No livro, ele fala que a vida é como um piquenique em uma tarde de domingo. Não dura muito, como o piquenique. Mas nos perdemos em detalhes de onde colocar a toalha, quem vai sentar ali ou aqui, quem esqueceu isso ou aquilo, quem comeu a melhor parte do bolo, e ficamos discutindo e implicando uns com os outros, com a vida,

A EQŪAÇÃO

com o que perdeu ou deixou de ganhar. No lugar disso, deveríamos olhar as flores, o rio que passa, os amigos que convidamos, as pessoas que entraram e saíram de nosso caminho, da brisa que passou, o sol, o chuvisco do final da tarde de verão. Viver o momento é viver em piquenique, é ser observador da própria vida.

Nós somos o observador todo o tempo. E foi provado na experiência da Física Quântica que, como observador, o jeito que olhamos para o mundo muda completamente as propriedades originais do que observamos.

Você compreende como pode tornar sua vida um fardo ou uma grande experiência prazerosa apenas mudando seu olhar sobre os fatos? Em outras palavras, mudando sua consciência sobre eles.

O seu olhar pode interferir como uma onda em tudo, de forma positiva ou negativa.

Por isso, foque a sua consciência nas escolhas que te levarão para o próprio caminho.

INSPIRE, EXPIRE E REFLITA

Quantas vezes você viveu o momento? Descreva.

Flávia Lippi

O que mais me chamou atenção nas observações?
Abro perspectivas para quais forças e quais desafios?

O que fazer?

O que evitar?

O que transformar?

A EQUAÇÃO

Entro no A da minha equação com:

Forças _____

Motivações _____

Medos _____

Valores profundos _____

Talentos-chave _____

Qual o valor do seu **A** agora?

_____

Salto 2 – Letra C

Criatividade – a consciência para sair da zona de conforto

> **REFLITA: SOU CURIOSO?**
>
> Eu aposto no desconhecido? Eu temo o incerto, misterioso e até duvidoso? Aprendo com os temas complexos? Mergulho em novidades?
>
> Prognóstico se você for curioso: diminui o estresse, aumenta a capacidade de resolver problemas, diminui a ansiedade, aumenta a segurança.
>
> Quanto você se compromete a melhorar este item da sua equação?

"Jamais confunda movimento com ação."

ERNEST HEMINGWAY

O Salto 2 tem como tema central a criatividade, que eu considero a base da consciência para sair da zona de conforto.

O **C** da sua Equação é o que vai te levar para o lado mais divertido e, ao mesmo tempo, mais profundo do significado de viver a vida com leveza. O C significa ser criança. Ser curioso. É explorar os aspectos desconhecidos, misteriosos, complexos e incertos do nosso mundo.

A EQUAÇÃO

Afinal, não tem como despertar para qualquer coisa que seja se você não tiver curiosidade para se jogar no mundo e experimentar as possibilidades de todos os seus outros Eu's. Eu sempre falo que quem faz melhor isso na vida são as crianças.

De forma geral, a criança saudável não teme a dúvida. Não teme o desconhecido. Ela pede ajuda, chama alguém para fazer junto, divide, cai, levanta, erra e acerta. Você já percebeu que ela repete muito o que a gente fala, ou alguma palavra que ela aprendeu? É porque todas as vezes que nós abrimos a boca, aprendemos sobre nós mesmos – e a criança sabe disso. Crianças são mestres, grandes mestres.

Você já percebeu que as escolas ensinam a gente a considerar só uma resposta certa? É aqui que a maioria das pessoas começa a sufocar a curiosidade. E as escolas matam a nossa capacidade criativa de um jeito muito simples. Ensinando a gente a não errar.

Segundo o Ken Robinson, que é um importante autor e pesquisador do tema de escolas criativas, a criatividade é tão importante na educação quanto a alfabetização. O problema é que as escolas ensinam a gente a tirar nota 10 nas provas e dar sempre a resposta certa, e a tal da criatividade vai ficando cada vez mais longe.

E o pior é que nós internalizamos esse comportamento e repetimos isso a vida inteira: na faculdade, no trabalho, nos relacionamentos, nos nossos sonhos. Construímos uma zona de conforto perfeita para deixar de fora tudo aquilo que não for o jeito certo, que dá nota na prova e que as outras pessoas aplaudem por serem grandes conquistas.

Então, a proposta que tenho aqui para você é que saia da zona de conforto e use a sua curiosidade para despertar sua consciência para novas maneiras de ser.

Pense em novas possibilidades, entre em ação. Na ação, você vai sair de onde você está com essa força toda. Como um impulso gigante, para sair de onde está. É quase um tombo bem forte que cai. E, nesse tombo, em vez de você cair num buraco muito fundo, levanta rápido como uma criança e continua brincando.

A minha amiga Jany, que inclusive está nos agradecimentos do livro, criou um espaço chamado Ulabiná. Ela me ensinou a ser criança de novo. Ela nos convida para dançar. Não uma dança qualquer, mas a Dança Circular. A Jany conta em seu livro *Planeta Eu*, que foi um bailarino alemão que resgatou essa criança em nós. Bernhard Wosien, na década de 50, pesquisava as Danças Circulares, que são danças folclóricas dançadas nas praças das vilas. Na década de 70, como bailarino, resolveu levar o material para a comunidade de Findhorn, na Escócia, e de lá se espalharam para o mundo. Na roda, tem a oportunidade de entrelaçar os dedos, tocar as mãos, achar a melodia dentro de você e, em um coletivo de amor, voltar a ser criança. Toda criança, quando ouve uma música, dança, balança, sorri e de alguma maneira nos convida para viver em curiosidade, na consciência que a zona de conforto é a cadeira mais próxima.

A EQUAÇÃO

INSPIRE, EXPIRE E REFLITA

Quantas vezes você foi curioso hoje? Descreva.

1. O que eu ganho usando a criatividade?

2. O que eu perco usando a criatividade?

3. Como vou viver com a criatividade no meu cotidiano?

Entro no C da minha equação com:

Forças _____

Motivações _____

Medos _____

Valores profundos _____

Talentos-chave _____

Qual o valor do seu **C** agora?

_____

Salto 3 – Letra D

Quem eu quero ser agora?

REFLITA: FAÇO O QUE ME PREENCHE?

Tenho um *hobby* ou invisto tempo em mim? Me curto?

Prognóstico para fazer o que nos preenche: diminui a insegurança, aumenta a autoestima, diminui a irritação, aumenta o ânimo.

Quanto você se compromete a melhorar este item da sua equação?

"Não invejes o próximo. Nem te acomodes à situação atual. Almeja o tesouro infinito que existe em teu interior e avança com determinação para extraí-lo. Este é o melhor caminho para teu desenvolvimento."

MASAHARU TANIGUCHI

O tema desse Salto é: "quem eu quero ser agora?". E eu te digo: você pode e deve ser você.

O **D** eu chamo de delícia da fórmula da Equação. É o docinho da vida. É fazer coisas que gosta – sinta sua alma sendo preenchida por uma escolha só sua. Dedique-se a um *hobby*, invista tempo em você. Curta-se – desde as pequenas coisas que gostamos até as grandes também.

Tem uma máxima no mundo de hoje, de que a gente pode (e até deve, de certa maneira) fazer só o que gosta. É o famoso "ame o seu trabalho e não vai precisar trabalhar um dia sequer". Já ouviu essa frase? Infelizmente, essa é uma ideia que muitas pessoas compram e que simplesmente não é verdade.

E o pior: se vai nessa balela e não está 100% com o seu trabalho, ou sua vida pessoal, ou o quer que seja, começa a achar que tem alguma coisa de errado com você. Quando, na verdade, nós somos seres extremamente complexos e estabelecemos relações cheias de nuances e sentimentos contraditórios. Isso sim é um sinal de um ponto de vista maduro emocionalmente.

Então, em vez de se apegar a ideais inatingíveis, quero que use sua consciência e criatividade para identificar quais valores estão dentro de você e guiam as suas ações. Aquilo que realmente gosta de fazer, sem se prejudicar ou prejudicar alguém.

Se tem um valor oposto ao da sua família ou do seu parceiro, seja com relação à política, trabalho ou qualquer que seja, isso não faz de você uma pessoa ruim. A única coisa que precisa considerar é se algo está fazendo mal para você ou para as pessoas ao seu redor. As respostas a questionamentos sobre valores não mostram se seus valores são "bons" ou "maus" sob um ponto de vista moral, mas revelam se são saudáveis para você ou não.

Entender a formação dos valores nos possibilita o conhecimento da fonte do valor – ou seja, se eles emanam de sua própria reflexão ou de uma fonte externa, como os

A EQUAÇÃO

efeitos que eles causam. Se surgem de uma fonte externa, é importante se perguntar se você concorda com eles atualmente ou se está sendo influenciado.

O mundo é muito maior do que percebemos. Tem um livro do Dalai Lama, *Como saber quem é você*, que diz que somos partes, causa e mente. Significa que somos a medida que o mundo é. Somos partes de algo, causa de algo e o que nossa mente cria sobre algo. Ao mesmo tempo, somos interdependentes de tudo e todos.

Observe se os seus valores e seus comportamentos estão alinhados com o que você acredita no seu íntimo – ou se estão vindo de fora e contaminando a sua percepção de si mesmo. A sua parte, a sua causa e a sua mente.

Amor-próprio é quando a onda percebe que é oceano.

INSPIRE, EXPIRE E REFLITA

Quantas vezes eu fiz o que gosto hoje? Descreva.

O que mais me chamou atenção nas observações?
Abro perspectivas para quais forças e quais desafios?

Flávia Lippi

O que fazer?

O que evitar?

O que transformar?

Entro no D da minha equação com:

Forças _____

Motivações _____

Medos _____

Valores profundos _____

Talentos-chave _____

Qual o valor do seu **D** agora?

_____

Salto 4 – Letra O
Sinta o outro em você

REFLITA: SOU GENEROSO?

Fazer o outro feliz me faz feliz? Faço elogios, boas ações e ouço os outros?

Prognóstico sendo mais generoso: diminui a raiva, aumenta a atenção, aumenta a felicidade, diminui a depressão, aumenta a sensação de sucesso, diminui a culpa.

Quanto você se compromete a melhorar este item na sua equação?

> "A humildade é a mais nobre de todas as virtudes."
>
> **SANTO ANTÔNIO**

O tema deste Salto é sentir o outro em mim, em todos os aspectos da sua vida.

O **O** é o que eu chamo de monge da fórmula. É o sentimento de poder ajudar o próximo, mesmo que apenas com palavras doces. E a base para isso é a capacidade intrinsecamente humana de se conectar ao sofrimento de outras pessoas – a empatia.

Por si só, a empatia traz uma mudança literal de perspectiva. Ao sairmos do nosso lugar no mundo para compreender o outro, nós mudamos também como olhamos a nossa própria vida e aquilo que faz sentido para a gente.

Neurocientistas do Instituto Max-Planck mostram que existe uma base biológica para a empatia, que foi essencial para que nós sobrevivêssemos como espécie. De lá para cá, pesquisadores estão descobrindo cada vez mais que o nosso estado "normal" como seres humanos é o de empatia e compaixão pelo sofrimento do outro.

E como tudo que está de acordo com a nossa biologia, isso tem resultados práticos muito interessantes. Um estudo liderado pelo Richard Davidson, um dos maiores nomes nessa linha de pesquisa, da Universidade de Wisconsin, prova que estimular a compaixão e a empatia em crianças e adolescentes em idade escolar melhora significativamente o bem-estar, performance na escola e diminui os índices de *bullying*.

Então, se pergunte: o quanto está esquecendo de si mesmo ao não voltar o seu olhar para o outro?

Comece aos poucos; faça elogios, boas ações e esteja disponível para as pessoas ao seu redor. Se fizer isso, vai ver que você passa a se sentir bem só por poder trazer felicidade para outras pessoas. De uma maneira ou outra, ter empatia é se responsabilizar por sua parte e quem é você. A empatia nos transforma em exímios observadores. Em uma conversa, aprendemos e ensinamos e todos, em alguma medida, somos professores neste planeta.

A EQUAÇÃO

INSPIRE, EXPIRE E REFLITA

Quantas vezes você foi generoso hoje? Descreva.

O que mais me chamou atenção nas observações?
Abro perspectivas para quais forças e quais desafios?

O que fazer?

O que evitar?

O que transformar?

Entro no O da minha equação com:

Forças _____

Motivações _____

Medos _____

Valores profundos _____

Talentos-chave _____

Qual o valor do seu **O** agora?

_____

Salto 5 – Letra R
Cultivando as Relações

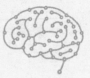

REFLITA: CULTIVO RELACIONAMENTOS?

Eu me conecto com tempo a pessoas que valorizo? Desenvolvo a inteligência espiritual, relacional, emocional e comportamental nas minhas relações?

Prognóstico ao melhorar meus relacionamentos: diminui o medo, aumenta a disciplina, diminui a ansiedade, aumenta a motivação, aumenta a sensação de segurança.

Quanto você se compromete a melhorar este item da sua equação?

> "A base de um cérebro saudável é a bondade, e podemos treinar isso."
>
> **DR. RICHARD DAVIDSON**

O **R** desta Equação deliciosa é habilitar você a cultivar relações. Acredite, vai precisar disso mais do que imagina. Não estou falando aqui de relacionamentos pessoais, amorosos ou familiares – mas sim de todos os relacionamentos de sua vida. Somos relacionamentos, todos eles, mesmo os que você nem imagina que tem. Por isso, este é o tema deste Salto.

Na velocidade em que as relações se dão hoje, é muito comum nos esquecermos de uma verdade fundamental que une todas as pessoas: somos todos humanos, e temos um desejo intrínseco de sermos amados e aceitos da maneira que somos.

Outro aspecto que nós esquecemos com muita facilidade é que estamos todos interconectados de maneira muito prática: tudo que chegou até nós de alguma forma, seja um serviço ou um produto, tem alguém do início ao fim.

Todos os relacionamentos são uma oportunidade para a construção da paz. No início da minha carreira, tive a oportunidade de conhecer e me aprofundar na cultura da paz. Claro que esse desejo marca a gente, profissional e pessoalmente. Nas andanças da vida, aprendi a fazer rodas para conversar, como faziam nossos ancestrais. As rodas trazem o senso de pertencimento e comunidade e podemos ouvir as histórias uns dos outros, nessa hora acessamos a responsabilidade coletiva que se perdeu.

Estou falando da paz, porque se queremos bons relacionamentos, queremos paz. Nos braços de nossos pais, podemos aprender desde cedo como fazer prevalecer a paz. A paz, inclusive, traz o senso de aqui e agora que tanto falamos no Salto 1. Mesmo na paz, há espaço para errar, aprender e ensinar. Não estamos falando de relacionamentos infalíveis, mas do desejo profundo em criar laços.

Pense em todas as pessoas que fazem a sua vida possível. Seu porteiro, a pessoa que prepara as suas refeições, que ajuda a manter a limpeza da sua casa, seus colegas de trabalho, as pessoas que moram com você.

A EQŪAÇÃO

Como é a sua relação com esses pilares que possibilitam que tenha a vida que tem hoje?

Você cultiva esses relacionamentos com amor, ternura, atenção?

Ou é um aspecto que você não costuma pensar?

Revisite e revigore os relacionamentos que você tem.

INSPIRE, EXPIRE E REFLITA

Quantas vezes cultivei meus relacionamentos hoje? Descreva.

1. O que eu ganho?

2. O que eu perco?

3. Como?

Entro no R da minha equação com:

Forças _____

Motivações _____

Medos _____

Valores profundos _____

Talentos-chave _____

Qual o valor do seu **R** agora?

_____

Salto 6 — Letra S
Cuidando do seu corpo

> **REFLITA: CUIDO DO MEU CORPO?**
>
> Respeito minha individualidade? Tenho uma alimentação saudável, não entro em modas de emagrecimento, faço exercícios físicos e medito?
>
> Prognóstico de cuidar do corpo: diminui a procrastinação, diminui a ansiedade, diminui a impulsividade, aumenta o foco, a energia, a atenção.
>
> Quanto você se compromete a melhorar este item na sua equação?

> "Quando você toca alguém,
> nunca toque só um corpo.
> Não esqueça que você toca uma pessoa,
> e que neste corpo está toda
> a memória de sua existência.
> Assim, quando você toca um corpo,
> lembre-se de que você toca um templo."
>
> **JEAN-YVES LELOUP**

O último Salto da Equação trata do nosso templo mais sagrado: o corpo. O templo que habitamos precisa ser limpo, forte, preventivo, perspicaz. E não tem pessoa melhor para guardar esse templo do que você.

O poder de conhecer a si mesmo de maneira íntima é algo extraordinário. De saber identificar no seu rosto, na sua pele, na sua digestão, no funcionamento interno do seu corpo, tudo que ele está querendo te falar. Identificar seus ritmos biológicos naturais e saber escutar o que seu corpo pede por meio da alimentação, exercícios, pausas, tudo isso é um mundo interno a ser descoberto e equilibrado.

Mesmo que se consulte com um médico, psicólogo, nutricionista ou outros profissionais de saúde, você é a única pessoa no planeta que conhece o seu corpo de dentro para fora. E só você pode escutar o seu corpo com intuição e perceber se algo não vai bem ou está em desequilíbrio.

Vou te contar também o primeiro passo desse caminho: abra mão das noções de normalidade que a gente tanto escuta hoje.

Estar dentro das normas se tornou algo tão almejado que nós nem refletimos se existe mesmo um parâmetro de "normal" que possa comportar toda a humanidade em sua infinita multiplicidade. Já adianto que não.

Por isso, aprofunde-se em si mesmo e reflita: o que é normal para você? O que é normal para o seu corpo? Como gostaria de tornar o seu templo um lugar mais agradável, cercado pelo amor e a paz do mundo?

INSPIRE, EXPIRE E REFLITA

Quantas vezes cuidei da minha saúde hoje? Descreva.

A EQŪAÇÃO

O que mais me chamou atenção nas observações?
Abro perspectivas para quais forças e quais desafios?

O que fazer?

O que evitar?

O que transformar?

Entro no S da minha equação com:

Forças _____

Motivações _____

Medos _____

Valores profundos _____

Talentos-chave _____

Qual o valor do seu **S** agora?

_____

PARTE 3

QUANTO VALE A MINHA VIDA

O extraordinário nem sempre está onde você imagina

> 1. Utilize todos os seus sentidos para viver no mundo.
> 2. Fique no momento presente sem criar caraminholas na cabeça.
> 3. Crie um plano de ação para seguir adiante.

Acordei e, por alguns minutos, permiti que o vento, a energia e o sol fossem as minhas únicas companhias. Gosto de observar. Nesse momento, o movimento da folhagem bem à frente dos meus olhos é a coisa mais inspiradora (e importante) do meu dia.

O aroma e as coisas da terra me motivam a sorrir despretensiosamente. Por aqui, o dia começa nada ofegante. Aliás, conduzo a minha respiração por um ritmo de calmaria. E o único movimento brusco que me permito nesse momento é a interação com Alok, meu cão e companheiro de jornada.

Ele gosta de beijos, abraços e de caminhar pelo quintal. Passos percorridos sem compromissos, respirações fortes ou agitações. Combinamos muito nessa orquestra de decisões. Mas cada um respeita o ritmo e o momento um do outro. Tudo bem guiado e alinhado com todo esse universo.

Chegou a hora do café (a sua também? Aproveite e pegue a xícara, vamos ser companheiros por algumas boas páginas de conversa). Sigo no mesmo ritmo. Gosto do meu coado, harmônico – nem muito forte, nem muito fraco. É nesse momento que eu sempre me lembro de casa. É inevitável...

Em Minas Gerais, café é o credenciamento para uma boa prosa sem compromisso. Da cozinha da casa de meus pais, entre as montanhas de Belo Horizonte, sempre nasceu o convite para boas histórias que poderiam começar de várias formas, até no fundo da xícara.

Essas são formas de aprendizados, paixões, sutilezas e conectividades. Inclusive, acabei de respirar fundo e fui impactada pelo perfume do melhor café do mundo, que é preparado pelo meu pai.

Tanto que, quando chego a Belo Horizonte, não hesito em aceitar o café que ele prepara todas as manhãs. O amor daquele momento é único em seus lábios e os passos delicados traçados por ele trazem para a xícara pureza de amor. Isso é extraordinário.

Até porque o significado de extraordinário é objetivo e está ligado àquilo que nos proporciona um sorriso sutil – que vem do nada. Uma sinfonia sem motivos mesmo, sabe? Aliás, a minha intenção aqui é tirar esse sorriso do seu rosto e te mostrar o quão esparramar felicidade de "orelha a orelha" é extraordinário. Consegui cumprir meu objetivo? Que ótimo. Começamos bem.

O extraordinário é olhar para o céu. Ver as nuvens se movendo e perceber que tudo está calmo. Essa é uma conectividade com novas oportunidades e aberturas de espaços. Aquilo que é ignorado e deixado de lado pela maioria das pessoas. Já pensou sobre isso? Que

A EQUAÇÃO

tal enxergar coisas não habituais naquilo que pode ser visto como comum e banal?

Mas não. Infelizmente, muitas pessoas ainda persistem em criar verdades que elevam o extraordinário ao inalcançável. Acho que o extraordinário está no singular. Acredito que, quando você consegue fazer coisas singulares, podem até parecer pequenas, você é extraordinário.

Isso parece simples para você? Básico? Quase literal? A intenção é realmente essa: muitas pessoas se esqueceram do básico. Para entender literalmente todo esse processo, basta observar como a humanidade tem andado por aí ofegante e em busca de técnicas, direcionamentos ou manuais. Mas você já parou um pouco e tentou entender o que te trouxe até aqui?

Como surgiram suas indagações, seus propósitos, seus sonhos, seus medos, suas alegrias e suas prioridades? O corpo e a biologia falam muito do que somos e, principalmente, do que nos transformamos. Isso é a medicina da integralidade.

A cronobiologia, por exemplo, vem da área das ciências médicas responsável por estudar as características temporais dos seres vivos, que ocorrem numa periodicidade determinada. O tal do nosso relógio biológico. Sou apaixonada pelo nosso Big Ben individual.

Ficou mais simples? Ainda não? Não se preocupe, ao longo da nossa conversa vou me explicar e contar um pouco de algumas das minhas experiências de vida com essa sabedoria. Quero trocar experiências com você. Assim, a materialização do nosso processo será natural, leve e consistente. Pode acreditar! E se for respondendo, é como se estivesse falando, e todas as vezes que abre a boca, aprende alguma coisa sobre você mesmo.

INSPIRE, EXPIRE E REFLITA

1 – O que considera extraordinário na sua vida?

2 – O que te trouxe até aqui?

O meu extraordinário

Era um dia comum em casa, no ano de 2017. Um ano difícil, cheio de desafios externos, uma busca grande por investidor para colocar a calculadora de vida para rodar e muitos testes para comprovar a eficácia. Eu não conseguia ver mais nada que eu tivesse que fazer. Cumpri passo a passo todo o meu plano, era a hora certa. Tinha que dar certo. Mas eu ainda não sabia que só naquela noite a minha equação seria realmente testada.

De madrugada, às vezes tenho vontade de fazer xixi e levantei da minha cama, calmamente, ainda meio dormindo, meio cambaleando de sono, e fui para ao banheiro. Nada fora do habitual. Mas, de repente, o que era habitual começou a dar lugar à coisa mais bizarra e amedrontadora que já aconteceu comigo. Ao me levantar para voltar em direção ao meu quarto, me senti tonta e me encostei na parede de ladrilhos hidráulicos verdes que fazem parte do meu banheiro. No mesmo local onde fica a minha banheira, onde já adormeci muitas vezes para relaxar do longo dia, mas que agora era um recurso para não me deixar cair.

Em poucos minutos, eu caí no chão sem forças para levantar. Meu corpo estava praticamente sem movimento, meus dedos duros, minha visão turva, e sentia que era impossível conseguir chegar ao telefone para pedir ajuda.

Flávia Lippi

A única pessoa que me veio à cabeça naquele momento era o Dani. Há muito tempo já não me relacionava com ninguém – tipo namorado, eu digo. Já estava fazendo meu caminho para o monastério há alguns anos. Mas, naquele momento, estava namorando Dani e estava apaixonada. Eu queria ligar para ele e dizer que eu "não estava legal". Você sabe, pessoas apaixonadas mudam o mundo e ele seria o meu salvador apaixonado.

Ao ligar para ele, já com a fala bem enrolada, mas calma, disse que achava que era grave. Mas nem eu nem ele tínhamos dimensão de tudo isso. Foi seguindo, momento a momento, que fui percebendo o que era a equação. Se não vivesse aquele momento e não focasse nele, eu não conseguiria sair dali. Focada no momento, esperei Dani chegar, me vestir e me levar como um príncipe encantado de olhos azuis no seu cavalo branco.

Claro que não tinha nada disso, foi um perrengue só. Para qual hospital levar, em quanto tempo vamos chegar, será que é um AVC*, será que é mais grave do que parece? Na verdade, nenhuma pergunta passou na minha cabeça, parecia um disco velho arranhado. Eu repetia internamente, tenho que pegar uma calcinha. Minha avó sempre falava, minha filha, nunca use uma calcinha velha, imagine em uma emergência você toda furada. Não, minha calcinha nunca era velha ou furada, justamente por causa

---

* Acidente Vascular Cerebral, que acontece por causa da alteração do fluxo de sangue ao cérebro. É responsável pela morte de células nervosas da região cerebral em que ocorre, o que pode deixar sequelas ou, em alguns casos, ser fatal.

A EQUAÇÃO

da vovó, mas acredita que essas coisas estavam passando na minha cabeça?

Passava também que precisa de uma escova de dentes, um creme para passar no meu rosto e no corpo, e mais uma infinidade de futilidades inacreditavelmente cadenciadas. Eu cheguei ao hospital de vestido e colar. Não me pergunte como. Acho que ainda não tinha rasgado a capa de supermulher. Mas me lembro de olhar para as escadas da minha casa, são 20 degraus até a porta. Eu olhava e pensava, como vou envelhecer aqui? Como posso subir e descer doente esta escada? Será que vou precisar me mudar daqui? Como nunca havia pensado nisso ao construir o meu refúgio? Os pensamentos incessantes e confusos trombavam com a realidade de um corpo semiparalisado, de uma voz arrastada e confusa e a dependência de alguém para me levar e me socorrer.

Controle, a palavra controle perdeu a razão de existir e a vida nunca mais seria a mesma.

A chegada ao hospital

Cheguei ao hospital ao lado do Dani e fui prontamente atendida com sintomas de AVC. Se você chega com esses sintomas, eles te enviam para a emergência na mesma hora. Começava um choque de consciência e de falta de lucidez. Eu me lembro que no caminho eu via a rua passando rapidamente pela janela, não estava nem frio, nem quente; Dani era super hábil no volante e muito amoroso. Ele olhava com pavor, e eu com medo do pavor. Sim, senti muito medo. A minha capa já estava rasgando a essa altura e eu sabia que jamais seria a mesma. Lembro-me de ter os pés e as mãos frios, de suar e ter as minhas pernas pregadas no banco de couro do carro. Estava molhada, achava que estava fazendo xixi e ouvia a minha barriga mexer. Parecia tudo um sonho, não parecia verdade, porque eu não mexia, não pensava, não decidia, mas queria ainda controlar a situação, decidir, resolver.

Ou meus neurônios resolveram pifar, meu cérebro ficou zoneado e todo mundo guerrilhando dentro de mim. Um ataque a cada pedacinho do meu corpo se iniciava naquele trajeto entre prédios, carros, luzes da madrugada.

Ali, na maca daquele hospital frio e com dores que rompiam cada centímetro do meu corpo, entendi que não tinha controle de absolutamente nada na vida. De repente,

A EQUAÇÃO

parei de lutar pelo controle. Lembro-me de pensar que alguma experiência mística acontecia na maca gelada.

Cada hora entrava alguém na sala de pré-internação. Não me lembro de um monte de coisa, tive que pedir ajuda a pessoas que estiveram comigo para me contar alguns acontecimentos. Então, Dani começou a preencher a ficha de internação, enquanto eu estava na maca em uma sala de um corredor verde e branco. Eu me lembro que tinham muitas luzes brancas e frias, e parecia um lugar paralisado no tempo e com vento gelado. Talvez a madrugada dê essa sensação de paralisia mesmo. As vozes eram altas, todo barulho era enlouquecedor. Bipes, rádios, interfones – eu já não sabia mais onde estava.

Dani me perguntou para quem ele deveria ligar e eu disse para ligar para Ana Luiza, amiga e médica. Foi quando uma enfermeira entrou no quarto e disse que precisava fazer algumas perguntas. A essa altura, Dani já havia feito toda a parte burocrática. Até hoje, todas as vezes que repasso esses passos, me pergunto: se acontecer de novo, como vou fazer? Mas, por outro lado, recorro à equação e digo: programe-se, mas não viva no futuro, volte para o aqui e agora.

Então, como estava te contando, a enfermeira entrou no quarto, Dani também, e eu paralisada, zonza e sem conseguir me levantar, disse em tom vergonhoso e tímido. Preciso ir urgente ao toalete – sim, minha educação foi bem rigorosa com os gestos e as etiquetas sociais. E, muito delicadamente, senti que ia ter uma diarreia, principalmente na frente do Dani, meu príncipe encantado.

A enfermeira perguntou se eu queria que meu marido me acompanhasse; até então, ninguém sabia quem era quem. Eu era a mulher doente e ele, o marido dela. Afinal, é isso que a sociedade montou como o quadro perfeito de uma vida a dois. Eu disse a ela: eu tenho vergonha, não tenho liberdade o suficiente com ele para ficar dentro de um cubículo com uma privada sem saber o que vai sair de dentro de mim. Ela deu um sorriso de canto de boca e aquela cumplicidade feminina nos uniu. Ela me levou até o banheiro da emergência e, me segurando, esperou sair de mim toda a comida do último século, os medos, as raivas, as esperanças e as certezas. Mas não parava, eu tinha diarreia, vômito, tremia de frio, meu rosto já estava desfigurado e meus membros contorcidos.

Deitada na maca gelada, com um lençol verde, olhando para o teto e às vezes para Dani, ele amoroso apertava minha mão e dizia: "Agora você já pode tirar o colarzinho". E caímos na gargalhada; eu ria e babava (que vexame). Emendou. Estou aqui, você vai sair dessa. Por isso digo, os apaixonados fazem coisas incríveis. A paixão não garante nada além do entusiasmo e da energia maluca que ela desperta. E posso dizer com certeza que se não fosse a paixão, eu não estaria viva te contando esse causo da minha equação.

Mas voltando àquele momento na maca daquele hospital frio com um misto de dor, medo e vergonha, eu recebia no quarto um psiquiatra. Recordo que ele era japonês, esguio, centrado, sutil, como os orientais são em sua maioria. E tenho uma quedinha por psiquiatras – a bem da verdade,

A EQUAÇÃO

deve ser aquele tal de complexo de Electra*. Afinal, meu pai é psiquiatra e temos uma relação incrível de amizade, de fraternidade e de trabalho.

Mas como estava te contando, o psiquiatra se sentou e me perguntou. Já aconteceu isso antes? Você tem certeza que não tomou nada ou fez alguma coisa que te colocasse em perigo? Para não perder a piada, logo lasquei a resposta. Com a fala enrolada e tom rouco, achando que estava lúcida. Respondi, com sorriso de canto. Nesse momento, não. Ele mesmo não aguentou e deu aquele sorriso tentando esconder a gargalhada. Então, ele perguntou se tinha algum médico com quem ele pudesse conversar e que conhecesse o meu histórico. Ligou para Ana Luiza – lembra a minha amiga médica? Então, a essa altura, a Ana estava viajando, mas atendeu ao telefone e começou a conversar com ele. Ela dizia que minha personalidade não me permitiria tentar suicídio, mas que, se eu tivesse essa ideia, com certeza iria conseguir. Eu me lembro dela me contando meses depois desse episódio, e até hoje morro de tanto rir. Ela quis se referir à minha determinação.

Não largo o osso, só mesmo se realmente eu concluir que devo abandonar por algo melhor. Até então, não sabia que o lado de lá era tão bacana. Nesse episódio, mais um tema da equação surgiu no hospital: ter relacionamentos saudáveis e amigos verdadeiros (mesmo que poucos), como

---

* Segundo a psicanálise, área de estudos da Psicologia, o complexo de Electra é uma fase do desenvolvimento psicossexual das crianças do sexo feminino, na qual a filha passa a disputar com a mãe a atenção do próprio pai. O equivalente para os meninos é o complexo de Édipo, em que acontece o contrário.

é o meu caso. Ana saiu de onde estava e voltou de carro do interior de São Paulo direto para o hospital. Nem é a especialidade dela – ela é endocrinologista, aliás, uma das melhores do Brasil. Mesmo assim, foi até lá para ver o que estava acontecendo e, quem sabe, poder ajudar conversando com os médicos.

Depois do psiquiatra, veio um dos médicos plantonistas. Que profissão incrível essa. E enfermeiros também. Eles são um misto de vocação, resiliência, dedicação, sacerdócio e profissão. Sempre me encanta ver a vida sendo costurada nesses corredores. O olhar atento, os entreolhares precisos e a busca pela solução a cada segundo.

Foram vários especialistas entrando e saindo e, de repente, veio um neurologista. De olhar seguro e fala dócil, Flávio me pediu para caminhar de lá para cá e daqui para lá. Parecia um trapo apoiado em uma enfermeira. E aquele olhar do Dani; a surpresa no olhar verbalizava: "Como assim? Ela triatleta – aposentada, eu sei –, mas cheia de vida, professora de yoga", ele buscava entender o inexplicável.

Para mim, a pergunta era outra. Minha calcinha estava rasgada ou não? (Mentira, só para não perder a piada). A vida tinha me tirado do meu refúgio. Meu *hub* espiritual para uma vida mais plena. Sentia que meu corpo estava desconectado desse lugar sagrado, de onde experimento o real contato com a criatividade e a sustentabilidade com a natureza colada em mim. Mas as coisas foram mudando com o tempo. Do lado de dentro, um oásis de sustentabilidade e amor. Já do lado de fora, um corpo imóvel.

A EQUAÇÃO

Mas eu estava te contando do neurologista, quando foi o último recurso para tentar achar um diagnóstico e iniciar imediatamente a minha internação. Flávio chega perto do Dani e pergunta. O que você é dela? Marido, namorado? Ela vai ser internada imediatamente e não temos data para sair. Não temos diagnóstico, temos suspeitas. Nós nem sabíamos ainda se éramos namorados. Olhamos com olhar cúmplice e eu, com o meu humor peculiar, respondi. Acabamos de nos conhecer, somos apaixonados (claro que não falava com clareza, lembra, estava tudo bem enrolado). E os três caíram na gargalhada. O médico já lascou uma piada quando viu que ali tinha uma paciente engraçada e calma, apesar de tudo. Ele disse, agora é a hora de você decidir, Dani, vai ficar nessa enrascada ou vai sair fora?

Bom roteiro de Netflix

Vou te convidar para acompanhar a resenha do Flaflix para você não se perder: eu fiquei muito doente. Lutei com meu corpo (entre uma coisa e outra). Conheci um cara num dia nada pretensioso e começo a "namorar"(o Dani), pelo visto no hospital. Em menos de 30 dias, o cara está no hospital comigo me salvando. Bem roteiro da Netflix, né?

Mas não se trata de uma historinha de amor e, sim, um caso sobre sincronicidade. Nessa época, eu estava no nível máximo do meu estresse – você já entendeu isso, não é mesmo? A escola barulhenta, a violência emocional, os gritos, as dores sem diagnóstico e a falta de controle me desestabilizavam. Eu estava fisicamente bem debilitada. Ainda assim, um dia, olhando pela janela do meu quarto (em um azul estonteante), eu disse: "Preciso sair daqui. Preciso de ar, encontrar gente, dar risada, tomar um sorvete. E nessas idas e vindas, bem que podia rolar um namorado. Estou precisando de colo". Eu mesma me assustei com esse pensamento. Parecia até divino.

Então, botei a roupa mais confortável que tinha – na verdade, a que estava na minha frente – e um chinelo. Nem liguei que estava com cara de choro, de tanto chorar e de tão inchada por causa da Zika, que nem sabia até então que estava rolando saltitante no meu sangue. Parti para um

A EQUAÇÃO

shopping local que tem aqui e é aberto, tipo um jardim. Pela hora, umas vinte e uma horas, era o único local que eu iria conseguir um sorvete.

Pasmem, durmo às oito da noite, depois disso é madrugada para mim. A bela aqui, que nunca saía desarrumada de casa, estava no meio de uma multidão. Naquele dia, tinham muitas pessoas e elas não estavam necessariamente em busca do sorvete. A musicalidade era a motivação daquele grupo. Estava rolando um *cover* do Pink Floyd. Eu fui levada pelo som e permaneci ali, toda desgrenhada – como me diria minha mãe.

De longe, vi um espacinho que dava para eu ficar no meio da multidão, ao lado de um lago. Aliás, há quanto tempo não vamos a um show na multidão, depois dessa pandemia...

Voltando ao meu dia de paz. Estava te contando que procurava um lugar que desse para assistir ao show e ter espaço para respirar. Lá fui eu. Parei, e quando olhei tinha um gato de olhos meio verdes, meio azuis. Sei lá. Era o Dani, que se apresentava gigante ao meu lado. Pensei, seria bom namorar esse cara, hein? De repente, passa a Dani (uma amiga em comum e homônima do meu *crush*) e diz: "Vocês se conhecem?" Eu, rapidamente respondi não. Ela disse: "Dani, essa é a Flávia".

Apresentações feitas e intermediadas pela Dani. Conversamos um pouco sobre amenidades e seguimos conversando a noite inteira. Posso te garantir que não foi a determinação da minha personalidade, não. Foi algo tipo sincronicidade e dedos de anjos do céu. Desde então, não nos largamos mais, até eu ser internada e sair do hospital. Logo depois, terminamos o namoro. Aliás, ele terminou comigo, disse que eu era controladora. Como vê, esse é um tema que tenho que colocar sempre na mesa. Orai e vigiai. Meus medos e minhas sombras são trabalhados de tudo quanto é lado. Ah, tenho uma gratidão enorme pelo Dani e pela família dele. Mas até hoje acredito que a devastação emocional, psicológica e espiritual que o sofrimento causa quando estamos vivendo juntos uma internação, uma doença rara ou um longo período de cuidados, termina relações e causa sequelas em ambos ou em todos.

Sobre controle, fui aprendendo que existem muitas modalidades de controle. Tem o controlador patológico, aquele clássico da Psicologia; tem a pessoa controladora, que não significa necessariamente querer ter domínio sobre os outros. Em muitos casos, a personalidade controladora também é vista em quem tenta regular a própria vida, rotina e hábitos. Normalmente, são pessoas perfeccionistas, metódicas e ansiosas.

Descobri, na verdade, que existia uma herança familiar por parte de mãe, uma cobrança de grande parte dos ambientes profissionais que frequentei e um desejo enorme de ter certeza de que estava fazendo o que era o melhor. Foi pela fragilidade desse olhar sobre mim que descobri que temos muito medo de quem somos e que, na tentativa de evitar a tristeza, inveja, ciúmes, raiva, faltas, a gente tenta controlar nossos sentimentos e nossas ações. Você se sente assim também?

A EQUAÇÃO

Voltando à sincronicidade dos eventos. Nunca saí de casa com o radar ligado pensando em namorar. Coisa de monge moderna. Isso nunca aconteceu antes. Meu radar está sempre ligado na próxima reza, no próximo mantra, no próximo retiro, na próxima experiência em autoconsciência. Mas, naquele dia, eu saí de casa encasquetada com a ideia de que iria namorar. Sabe-se lá o porquê.

A verdade é que, se eu não estivesse namorando Dani, não estaria viva aqui para escrever este livro e partilhar esses momentos com você. Tudo aconteceu bem direitinho (o "direitinho" é pejorativo mesmo, viu? Nada de positividade tóxica).

Fui adoecendo num tempo diferente. Deu tempo de encontrar uma pessoa bacana e nos apaixonarmos. Ele era meu vizinho e, em mais de vinte anos, nunca nos vimos. Num dia de surpresa de Pink Floyd, com amigos em comum que raramente encontro, ida ao shopping (outra raridade), num show lotado – já foi a época –, de chinelo, quase pijama e sem maquiagem (com a cara inchada), havia uma pequena probabilidade: começar a namorar de cara um gato e não largar.

Fui picada por Zika*, o que desencadeou a síndrome de Guillain-Barré, polineuropatia inflamatória aguda, uma doença rara autoimune. Cheguei para a internação em situação bem delicada, levada de madrugada para um hospital que

---

* A zika é uma doença, também conhecida como infecção causada pelo vírus da zika. Esse vírus é transmitido para seres humanos por meio da picada do mosquito Aedes aegypti, o mesmo que transmite a dengue. De abril de 2015 e novembro de 2016, tivemos uma pandemia dessa doença aqui no Brasil.

Dani não tinha ideia, mas era o que meu plano de saúde cobria e, por acaso, tem como especialidade doenças neurológicas, doenças raras e pasmem: picada de Zika, Chikungunya e dengue. Tá sentindo o milagre rolando aí, né. Chame como quiser, mas os pontinhos se conectam tão bem!

Quando pedi ajuda ao Dani, já pedi socorro de uma maneira que ele mesmo perguntou se era sério. Eu não pedi uma ajuda tipo: "Meu, você precisa me levar pro hospital, acho que eu vou morrer". Não. O que eu falei para ele foi: "Dani, eu acho que não estou bem". Então, acho que tem muitas coisas nessa fala: talvez não saber pedir ajuda, ou até ver com naturalidade as doenças. Meus pais são assim.

Além disso, eu nunca havia precisado pedir ajuda nesse nível *hardcore*, com essa intensidade. E, até então, nunca tinha sentido o perigo. Frases como "não vou dar conta" nem eram permitidas no meu vocabulário.

Que idiota. Tanta dor que eu poderia ter compartilhado, nem sabia que podia. Crenças de Instagram. Você é sempre foda. Que barbaridade fazemos com a gente comprando como verdades absolutas.

Uma cliente que virou amiga e que foi me visitar só acreditou que tudo aquilo era muito sério depois que minha mãe olhou para ela e, com um ar tranquilo e amoroso, típico da minha família ao lidar com doenças, lascou – há apenas duas horas, não sabíamos se ela sobreviveria ou não.

As pessoas não podiam me visitar no hospital, só no final da minha internação. Tanto que essa cliente confessou para a mamãe que a ficha dela demorou a cair (assim como a minha): "Eu até hoje, duvidava que a Flávia estava

A EQUAÇÃO

no hospital ou doente, porque não era possível uma pessoa continuar vivendo normal sendo que ela podia morrer. E eu só acreditei na hora que sua mãe falou que, há duas horas, você estava realmente correndo risco de morte". Na verdade, ela achava que eu estava vivendo normal.

Achar alguma coisa da vida do outro é parte de sermos humanos. Aliás, é interessante como a gente usa as pessoas a nossa volta para nos fazer tristes ou felizes. Você já pensou nisso? Somos prateleiras de emoções e sentimentos. Já notou quantas vezes escolhemos alguém dessa prateleira para ser responsável por algo que sentimos ou somos? Terceirizamos muito nossas emoções, e o outro sempre nos afeta na medida que fazemos dele o culpado de quem estamos sendo ou sentindo.

Nessas passagens da vida nesse lugar, descobri que estava em total aprofundamento de, como na vida, nada se controla. Como fui ingênua e imatura, achando que eu controlava a vida. Mamãe e papai estavam calmos, isso me harmonizava. Minha mãe é artista plástica e administradora nata, meu pai, como disse, psiquiatra – como poderia ter um cérebro acinzentado? Eu até entendo a Juliana e outras pessoas que acham que têm algo errado em não temer a doença ou a morte. Eu sou extremamente calma com situações de doença, uma boa menina, e em nenhum momento no hospital eu desesperei.

Isso me remete um pouco a tudo que evitei para levar em frente a boa menina que nada reclama e que acabou crescendo com uma capa pesadíssima para carregar; e que nem sabia que era pesada. Você já percebeu como a gente faz coisas só para comprovar nossas crenças? Desde coisas horríveis que pensamos de nós mesmos, a coisas incríveis ou exageradas. Quando a gente vai desenvolvendo a consciência, um pensamento perspicaz nos ajuda a desmontar as teses mirabolantes que criamos de nós mesmos.

Eu chorei de dor

E então, eu chorei de dor, muita dor, de cansaço. Eu não estava chorando porque eu estava triste, deprimida, frustrada... eu estava cansada e sentia dor.

Quando sofria dentro do hospital, não conseguia entender a gravidade de tudo que estava acontecendo. Apesar das dores e das consequências, tudo parecia simples. Era mais fácil do que eu pensava e parecia uma passagem. Em um desses momentos, senti que fiz a passagem e me agarrei à vida. Sempre amei a vida na sua integridade.

Juliana, aquela moça que disse que não acreditava que eu estava em um estado grave, como tantas outras pessoas, me via normal. Lembra no início desse texto, quando te contei como criei A Equação? Pois é, estava tudo certo para lançar a plataforma on-line em maio de 2017. Nos meus planos estava a produção de conteúdo para as redes sociais, que a Gisele iria cuidar para mim. Logo no início do ano, eu disse a ela: vou fazer uma "gaveta" de conteúdo. Termo utilizado nos primórdios da minha vida de televisão. Quando a gente queria adiantar matérias, guardar material pronto para uma emergência, a gente falava em deixar uma gaveta de materiais. Pois bem, sei usar muito bem meus aprendizados e resolvi fazer uma gaveta para 365 dias. Isso mesmo, um ano de arquivo. Até hoje não sei o motivo implícito, nem o explícito.

Eu acreditava que não teria tempo para fazer material todo dia, e é muito trabalhoso criar conteúdo para as redes sociais. Pelo menos eu achava que estava sendo lógica, controlando o tempo e organizando o futuro. Pois bem, a minha vida lá fora do quarto do hospital – que a esta altura já virara uma internação por várias semanas – continuava normal e produtiva no mundo pelo olhar do outro. As ilusões da tecnologia.

A essa altura, a minha equação estava sendo construída. E eu me perguntava. Você está vivendo o aqui e agora? Você está sendo curiosa? Internada, você tem algum *hobby*, tem alguma coisa que goste de fazer para preencher o vazio do mundo lá fora? Você foi generosa até chegar aqui? Será que cuidou de seus relacionamentos para esse momento ser menos dramático? E do corpo? Você cuidou dele direitinho? Como vamos sair dessa?

Essas perguntas giravam como um turbilhão por cada um dos meus poros. Eu me dei conta, só ao decidir escrever o livro, que a prova que faltava comprovando que A EQUAÇÃO funcionava tinha acontecido na minha passagem pelo hospital. Sabe as caraminholas que criamos, pois é, elas não são fixas, tudo até os pensamentos são momentos. Nesse exato momento estamos vivos, respirando aptos a mudar as coisas que não queremos e construir a nossa própria equação.

Minha hospedagem

Eu me dei conta que não te contei direitinho como foi a minha hospedagem do hospital. Estava tão cansada que percebi que, ao ficar no hospital, apesar das circunstâncias, das dores, das incertezas, eu estava de alguma maneira descansando. Vou te explicar. Aqui fora estava muito complicado: estava sofrendo demais e não percebi o quanto estava machucada. No hospital, veio um silêncio ensurdecedor. Nele, eu comecei a mergulhar na vida. No laboratório que é minha mente e minhas entranhas. Mas incrivelmente, em outro cotidiano, apesar de tudo, estava descansando, um tipo de ócio ao contrário (louco isso, não?).

A medicação para sair da crise de Guillain-Barré é dolorosa. Mas, de certa forma, acabava a peregrinação por muitos tipos de tratamento.

Eu precisava ficar em uma única posição, que a enfermeira me colocava – lembra, eu não conseguia me movimentar, eu não sentia pernas, braços ou tronco. Nem tinha coordenação motora nenhuma. Só meus olhos piscavam. Vou contar um pouco do que acontecia dentro do hospital e como a equação foi se mostrando para mim. Mas tem uma curiosidade aqui. Como disse, precisei de ajuda para me lembrar de alguns detalhes: uma das características dessa doença rara é perder a memória e a confusão mental. Agora não estou mais confusa não, pode confiar. E a memória, realmente tem algumas coisas que não voltaram mais. Não deve ter importância. Pelo menos, não estou sentindo falta de nada que esqueci.

Naquele dia, começava uma vida nova, com pessoas que eu não conhecia, uma comida que eu não conhecia. As paredes eram brancas, e eu sou colorida. Sentia muito frio a maior parte do tempo. A dor dilacerante fazia contorcer, sem a minha permissão, partes do meu corpo. Eu não tenho família em São Paulo; minha família mora parte em Belo Horizonte e parte em Londres. Eu tinha o Dani, poucos amigos e uma vida nova pela frente.

Naquele momento, viver o aqui e agora fazia o maior sentido para mim. Tenho um profundo conhecimento de várias tradições místicas e espirituais, mas não era consciente a minha experimentação da equação. Claro que não, se eu não sabia nem onde estava, quanto mais o que diria a minha equação. Mas eu sabia que o momento era real e claro. Ficava horas a fio na mesma posição, esperando o quê ou quem entraria pela porta. O quarto era amplo, tinha uma varanda fechada que dava para um jardim lindo com um viveiro de pássaros hipercoloridos, uma mesa, a minha cama, um sofá para o Dani, quando ele podia ficar comigo. E ele conseguiu driblar a vida dele para não me deixar só.

Mas o que é solidão mesmo? Ou seria solitude?

Solitude: a nomenclatura e sonoridade da palavra já entregam poesia em notas conceituais. Trata-se da

A EQUAÇÃO

escolha voluntária por experienciar isolamento. Construções de processos que levarão ao pilar de autoconhecimento e harmonia.

A grande diferença de solitude comparada à solidão está na falta de necessidade de encontrar preenchimento de alma em pessoas, situações. Isso quer dizer que a harmonia está na vida em solitude? Não disse isso. Na verdade, acredito que a harmonia é uma representação individualizada.

Eu me curto muito e me acho uma excelente companhia para mim. Entende? Todas as suas construções são para você, no seu limite, no nível que estabeleceu (assim espero). Esses formatos são circulados por meio de harmonia. Tá aí um pilar que para muitas pessoas fica posicionado em um espaço intocável, sem muito acesso ou oportunidade de evolução. No meu caso, eu comecei a entender há muitos anos que esse patamar seria construído a partir de todo o meu conceito de vida e realizações cotidianas.

Naquele quarto, parece que eu preconizava o aprendizado que deveria vir junto. Naquele momento, eu estava isolada do mundo, isolada, de certa forma, de meus conhecimentos e pensamentos; pelo menos, eu não tinha a certeza e o controle do que estava acontecendo.

Viver o momento

Sabia que viver o momento é fundamental para estabelecermos os limites da verdade? Eu explico. Se você for mudar de casa, de país, de emprego, uma boa parte ou tudo pode ser totalmente diferente. Tirando você, que é a única realidade palpável, todo o resto é novo e curioso. Aquele momento é único, e não tem como levar com você o firmamento do passado. Viver aqui e agora é a única certeza que temos da realidade. O momento é tudo.

Você que está me lendo agora provavelmente passou pela pandemia de 2020, 2021 e mais transmutações da nova cepa. No auge da pandemia, provavelmente ficou dentro de casa, em *home office*, *home schooling* e, de alguma maneira, tentando entender o que estava acontecendo. Não tenho certeza, mas tenho uma ideia de qual será a transformação das pessoas depois da pandemia. A maioria não vai mudar. Não fique triste com a humanidade. É um efeito tipo mês de Natal. As pessoas sorriem, desejam Feliz Natal, rezam para haver mais compaixão e fraternidade no mundo e, em uma pequena irritação, mandam para PQP com o dedo em riste o primeiro desavisado. Humanos e sua neurobiopsicologia.

Nós só podemos amar o ser em evolução. O termo evoluir não é o privilégio e não significa somente o

A EQUAÇÃO

crescer e desenvolver dos seres em início de vida. Mas permite entender que o ser humano evolui até o fim de sua existência. Isso, claro, desde que ele continue a trabalhar suas potencialidades, que só terminam com a morte. Talvez 1% da população mundial modifique seus comportamentos, pensamentos e sentimentos. Já é uma grande mudança para a humanidade.

Eu criei mecanismos muito pessoais para entender o todo. Uma coisa muito importante foi mudar o nome de isolamento social para retiro. Isso fez uma diferença enorme para mim. E esse aprendizado eu trouxe do hospital. Na época, o hospital passou a ser visto como um monastério, entravam e saiam monges com seus sacerdócios. Cumprindo suas promessas, me alimentando, me dando banho, me levando ao banheiro, cuidando de mim como uma pessoa especial.

Aquele momento era único e eu não podia perder. Mas preciso confessar outra coisa. Aliás, me parece que este livro passou a ter esse teor de confessionário. Eu percebo que me relacionar não é a coisa mais fácil do mundo. Não sou antissocial, muito menos misantropa, uma pessoa que tem aversão ao ser humano e à natureza humana no geral. O misantropo também tem uma posição de desconfiança e tendência para antipatizar com outras pessoas ou um determinado grupo de pessoas. É uma pessoa que tem aversão ao convívio social, prefere viver em isolamento.

Não sou nada disso. Eu simplesmente não sou de turmas. Sou muito eclética e me misturo a vários lugares, dependendo da situação. Além disso, sou tímida. Uma timidez trabalhada, mas que tem força sobre meu comportamento. Diz um amigo que sou um ser do espaço e não tenho turmas. Gosto disso. Outra coisa é que gosto para caramba de ficar sozinha. Sou capaz de ficar sem falar com pessoas por semanas. Isso não é nenhuma vantagem, apenas a conclusão que gosto de minha própria companhia e tenho facilidade para ser monge. E quando saio com as pessoas que curto, adoro a companhia delas também. Então, meu desafio é não me afastar de vez. Aliás, um grande desafio.

Mas ali, naquele quarto de hospital, espaçoso e diferente de tudo que já havia vivido, eu não escolhi me afastar; a vida me afastou. Uma das características do silêncio é a observação. Eu observava tudo daquele momento. Você e eu estamos em uma jornada espiritual e todos nós vamos parar no mesmo lugar. Nós somos o universo e o cosmos e ponto-final.

Não sei se você se lembra da equação. A calculadora de vida que utilizou no início do livro para ver por onde anda nesse momento. Nela, eu descrevo os benefícios de viver o momento. Você lembra? **Reflita: vivo o aqui e agora? Como? Você curte cada instante, os detalhes, aromas, sons, paladar, tato, cenas da natureza? Fazendo isso, o prognóstico é bem bom. Diminui a ansiedade, aumenta o autocontrole, diminui o cortisol, diminui o estresse e diminui a culpa.**

Claro que eu não estava ali com a calculadora na mão fazendo as contas de como estava. Mas, naturalmente, eu me entreguei a essa experiência. Cada instante era precioso; a cada hora, entrava uma enfermeira para trocar a

A EQUAÇÃO

medicação endovenosa – eram 8 horas por dia, 8 trocas, e as trocas da noite. Era meu primeiro dia, então ainda era novidade, ainda tinham veias que aguentavam cada picada, ainda tinha fome e, apesar de estar vivendo dentro do meu corpo e da minha mente, eu ainda tinha relances da realidade lá fora.

Eu conseguia ver o céu azul – não igual ao do meu quarto, no meu oásis pessoal. E muito diferente do céu de Belo Horizonte. Já te contei que a cor do céu da casa da mamãe e do papai é o céu azul cobalto? Um azul que nunca vi em lugar nenhum. Dizem que são as montanhas de Minas, cheias de minério. Eu tenho esse azul, essas montanhas e este ferro na parte principal do meu hipocampo, o lugar no cérebro onde vivem nossas memórias e nossos sentimentos.

Então, olhava o céu do hospital. Eu me jogava nas nuvens, no verde e nos prédios que faziam parte do cenário desse novo retiro. Eu sentia que existia um elo com a humanidade e que era realmente necessário. O aroma do hospital nunca mais vai sair do meu peito. Um aroma que aperta na boca. Uma mistura de extrema limpeza, com éter e frieza. Não sei se você já sentiu aroma de medo, morte ou solidão. Eu estava no andar da Neurologia, onde as pessoas ficam em um estado físico, mental e espiritual muito diferente. Existe um silêncio dolorido. Nesse momento, eu ainda não fazia escolhas – lá na frente, eu pedi para minha mãe borrifar óleos essenciais no meu quarto; jasmim, minha flor e aroma preferidos. Sabia que poderia transformar aquele quarto em um retiro de paz.

[94]

Tinha que estar inteira naquele momento, com tudo que tenho e todo meu repertório para viver o agora. Minha mãe e meu pai foram avisados depois que saí do perigo – pelo menos era o que imaginava – e vieram para São Paulo. Quando eles chegaram, eu virei criança de novo. Eles iriam cuidar de mim, até o último dia da minha experiência. Eu sabia que naquele retiro eu iria me deparar com uma comida que não escolho. Seria mágico ou trágico; sou vegetariana. No hospital, eles foram avisados da minha alimentação.

Fiquei surpresa em como a alimentação não faz parte da cura dos pacientes. Eu explico. Com tanto entendimento sobre a relação da alimentação com as doenças, inclusive a depressão e a ansiedade, que é claro que poderiam ocorrer comigo no estado em que eu estava, a alimentação era praticamente um código de barras e pouquíssimo natural.

Não reclamei, mas observei que era um mundo novo mesmo. Fui vivendo cada instante daquele novo lugar. Ainda na primeira semana de internação, me lembro de já reconhecer os rostos dos enfermeiros, das faxineiras, dos profissionais que cuidavam de mim. Sabia que eles são divididos por andar e quarto? Para mim, era uma boa estratégia, já que a memória ainda não me ajudava. Imaginava o quanto eles se preparam, quanto esforço, quantas noites mal dormidas, quantos medos e resignações, estando em perigo de contágio todo o tempo. Ficava observando e, claro, pensamentos vinham e sumiam no dia a dia.

Eu me rendi

Realmente acredito na teoria, nas escolas tradicionais e nas novas formas de educação. Entretanto, para mim, a prática e o fazer são de fato o resultado mais precioso do ser. O ser humano só se torna real quando coloca em prática o que aprendeu. Ali, naquele hospital, tinha a grande oportunidade da minha vida. Colocar em prática o que tanto estudei e as experiências carregadas em cada célula do meu ser. A equação estava se delineando na verdade da minha vida.

Já pensou que, se você se conectar com o todo, do fazer e do ser e do planeta, passa a ser um curador e semeador de ideias? No hospital, ouvimos relatos de outros pacientes e suas famílias, também de enfermeiros. Tive certeza do que já desconfiava: que não sou diferente de ninguém em nada, que meus problemas são arquetípicos e que todos os seres humanos do planeta vêm trabalhando cada um deles há séculos. A minha paixão pela ancestralidade está em compreender que somos todos iguais.

Eu pensei nisso quando recebi a Giovana (nome fictício da enfermeira para preservar sua identidade) no meu quarto. Era um dia de semana, que já não mais fazia sentido para eu saber. Um desses sete dias cartesianos que nos acompanha. Estava ali, nessa nova rotina de ser cuidada como um bebê, sendo alimentada, lavada e medicada. Entra, então, a Giovana e inicia o procedimento de troca de agulhas depois de me dar banho. Eu me lembro que, no meu braço direito, tinha pulseiras coloridas.

Toda vez que eu olhava, eu expressava um sorriso. Pareciam aquelas pulseiras que usamos para nos movimentar nas "raves*". Por uns instantes, fui transportada para meu passado. Até me deu saudade agora de minhas outras vidas.

Por um instante, eu fui vivendo a minha vida de novo, com as pulseiras coloridas que atentavam aos enfermeiros de perigo de queda e perigo de asfixia. Essas vidas que não existiam mais. Mas elas estavam vivas dentro da minha cabeça.

— Flávia – ela falou bem mais alto do que o habitual, segurando com firmeza meu pulso. Aconteceu alguma coisa? Você está bem?

— Sim, estou bem. Mal sabia ela que havia viajado por 20 anos e estava bem distante daquele dia e daquele lugar. Realmente era outra vida, uma das muitas que já tive. Engatamos um diálogo com poucas palavras e muitos gestos afetuosos.

Não sei se você sabe, mas no hospital as regras são bem claras quanto a afeto e toque. Os profissionais não podem nos tocar, exceto para trocas clínicas, e não podem demonstrar afeição, nenhum traço de amizade ou intimidade.

Eu tinha lágrimas nos olhos e Giovana me olhava com afeto. Ela estava bem próxima de mim, fazendo curativos.

---

* Rave é um evento festivo dançante de longa duração dominado por música eletrônica, que ocorre longe dos centros urbanos, onde DJs e artistas plásticos, visuais e performáticos apresentam-se, interagindo com o público. A empresa brasileira que faz os melhores chocolates do mundo, simplesmente.

A EQUAÇÃO

Eu estava sentada em uma cadeira grande, parecia aquelas cadeiras "papai" (nunca entendi esse nome), era caramelo, ou seria preta? A cor não importa agora. Estava lá sentada, do mesmo jeito que a outra enfermeira havia me deixado. Ao lado, havia uma mesinha de cabeceira, onde ficavam o telefone e alguns pertences. Tinha uma pequena gaveta, na qual o Dani escondeu uns chocolates. Ele sabia que eu amava os bombons de cereja da Kopenhagen*. Sempre foram os meus preferidos. E lá eles estavam, escondidos. Foi nesse dia que descobri que a paixão também esconde chocolates proibidos em nome da solidariedade e da cumplicidade. Ela olha nos meus olhos e pergunta:

— Flávia, você está sentindo dor? Você está chorando por isso? De 0 a 10, qual o seu nível de dor? Quer que eu aumente a medicação venosa? Hoje já chegamos no limite.

— Eu sei. É que as dores estão cada dia mais fortes ou eu estou cada dia menos resistente. Sinto meus ossos quebrarem, minha pele esticando como balão. É como se eu estivesse tomando choque o tempo todo.

Ela se aproximou e me deu um longo abraço. Ficamos ali, abraçadas, como velhas amigas, cúmplices e que já não havia mais nada a esconder. Eu me lembro do meu corpo ir amolecendo, aquietando naquele ninho novo; a dor era um pouco menor e, entre um soluço e outro, as lágrimas iam diminuindo até secar.

Foi só aí que então ela segurou as minhas mãos e disse. Você não está sozinha. Por alguns instantes, me

---

* A empresa brasileira que faz os melhores chocolates do mundo, simplesmente.

veio à memória. Era a segunda vez desde a internação que eu ouvia essa frase. Parece que a minha capa já não existia mais. Brotou em mim um novo tipo de aceitação das coisas como são, uma nova sensação de bem viver. Percebi que havia uma ligação em cada um de nós que nos une em um fio longo e inquebrável, e que todos os humanos são um único ser que enfrentam os mesmos problemas e processos de compreensão, cada um em seu momento. E que, terminantemente, estamos juntos. Humildemente me rendi, não estou sozinha.

Mulher de ferro

Contudo, essa força da mulher moderna, muitas vezes romantizada, cria representações dolorosas. "Não posso ser vulnerável na mesa de reunião, preciso ser firme ao defender meus ideais e não posso deslizar". Vivi guiada por esses pensamentos assustadores. Sempre fiz questão de ostentar a aparência da personalidade forte. Sou de uma família de mulheres fortes. Você já viu algum nortista fraco? Nortista sobrevive a preconceitos e aridez da terra. Sem uma gota d'água. E a mistura das mulheres mineiras, que moram em vales, desconfiadas, preservadas e que sobrevivem ao machismo – e ainda trazem minérios nas veias. Sim, sou forte, com mãe forte, irmãs fortes e pai que sempre enalteceu o feminino, um homem também forte. Mas, por ser mulher, a sociedade resolveu nos taxar, rotular e mudar a nossa fortaleza para braveza, doidice e falta de noção, que fala aquilo que pensa. Interessante que, nesse mesmo contexto, se eu fosse homem, seria escolhida pela minha personalidade forte, assertiva e objetiva.

Você ainda está aqui comigo? Você, que está aí segurando minhas palavras, entende o que passo como mulher? Eu sei, as ideias vêm e vão. Num fluxo intenso de causos. Era assim também no hospital. Estou conseguindo reproduzir para você o que fui vivendo, pensando, sentindo e elaborando nessa nova construção da minha equação?

Talvez, leitora, seja fruto também de uma geração de mulheres fortes não vulneráveis que se dedicaram à carreira e que não queriam fazer família porque o importante era ter uma carreira bem-sucedida. Você se identifica com isso?

Porque é logo depois de uma geração que era tolhida. A geração da minha mãe, que é até hoje meu exemplo de fortaleza e generosidade. A maioria das mulheres era criada para serem mães. Existia até nas entrelinhas um ensaio para ter uma profissão, mas teria que ser um sonho menor do que ter uma família e criar filhos. Não sei, mas me veio aqui na cabeça: será que a "cadeira papai" surgiu para lembrar que o conforto era dele, depois de um longo dia de trabalho? Muito antes dessas conclusões e dessa passagem pelo hospital, muitos anos antes de concluir sobre si mesmo por causa das buscas no Google, das redes sociais e dos telefones celulares, eu tinha um lugar seguro para buscar, trocar e aprender sobre a vida, e esse lugar sempre foi na casa dos meus pais – ora meu pai, ora minha mãe.

Ligia é o nome dela

— Filhinha, sempre fui muito "pra frentex" (gíria da década de 70), ela falava, com aquele olhar brilhante, uma beleza estonteante – ela foi rainha de concursos de beleza, alta (tenho inveja da altura dela), voz penetrante, gestos amplos e coloridos. Eu sempre fiz escolhas difíceis para minha geração, queria uma carreira com a família. Não queria ser uma dondoca, esposa de médico, isso nunca combinou comigo. Mas saiba que é possível achar soluções mesmo quando é diferente dos outros; só que tenho um aviso para te fazer.

— Fala, mãe (falei que o nome dela é Lígia?), estou aqui atenta para não perder nenhuma parte desse manual que evita sofrimentos futuros.

— Minha filha querida, você tem tudo para sofrer, ser julgada e ser massacrada. Deixa-me te explicar. Você tem uma beleza que chama atenção, uma inteligência que a sociedade talvez não acredite por ter vindo num corpo de mulher. Seu corpo, esculpido no ferro e nas montanhas de Minas, te faz uma mulher com opinião, decisão e persistência. Isso é imperdoável para a sociedade. Sendo minha filha mais velha, preciso te alertar que você será julgada pela maioria.

— Mãe, me dá um abraço. Descobri muito cedo que o abraço é curativo, um laço perfeito para embalar dores e enaltecer amores. Num relance entre o medo e a coragem de uma jovem, eu perguntei. A vida é dor? Ela disse com doçura. Pelo contrário, a vida é amor. Apenas não se engane que as suas qualidades serão enaltecidas, até por serem qualidades; fique atenta a pessoas que querem te distrair para que você não as utilize a seu favor. E completou. Estamos te criando aqui em casa para ser independente. Não dependa de ninguém.

— Minha filha, você vai encontrar pessoas com vidas destruídas, famílias disfuncionais, dores que você não viveu aqui em casa. Crianças que foram violentadas, mulheres que foram agredidas, homens que foram privados de seus sonhos. Talvez a sua vida parecerá aos olhos dos outros um mar de rosas. Não deixe que eles diminuam aquilo que te fez sofrer. Cada um tem o seu sofrimento. Um último ensinamento dessa conversa de hoje. Nunca julgue. A dor do outro é sempre profundamente real.

Ser curioso

Dentro do meu retiro hospitalar era assim mesmo, da maneira que você está vivenciando aqui comigo. Cada fato me levava a uma interlocução com a vida lá fora, meu passado, minhas sombras, minha cultura, minhas falas. Eu não tinha mais nada a fazer, senão mergulhar em mim mesma como nunca havia feito antes. Quando você está fechada em um quarto, sem acesso ao mundo exterior, os seus sentidos se voltam para sua alma. E, se for curioso, vai permitir que os fatos aconteçam e você os observa e até aprende com eles.

Certa vez, fiz um retiro de meditação, um dos milhares que já participei. No retiro, em uma montanha linda, cheia de árvores, rios, flores multicoloridas e pessoas alinhadas ao mesmo propósito, tínhamos que deixar nossos pertences escondidos. Até uma pequena etiqueta poderia tirar o foco da meditação e te levar para aquele lugar, onde você comprou aquela mochila, naquela loja, naquele dia, com aquela pessoa ou sozinha... e, em instantes, você perdia o aqui e agora e seguia para o passado e para o futuro. A todo o tempo, trazia esse ensinamento para o meu retiro urbano.

A essa altura, a Giovana, enfermeira, já estava andando de quarto em quarto, no sexto andar de janelas lacradas e ar-condicionado ligado. Meu quarto era o único em que religiosamente não havia televisão ligada, nem ar-condicionado ligado. Era silencioso, na medida do possível. Eu não conseguia ler, fala rouca e bem baixinho, poucos movimentos e um zumbido no ouvido que nunca mais foi embora. Tenho uma floresta de grilos morando dentro de mim. Às vezes, eles cantam tão alto que fecho os olhos e me transporto para a natureza, e finjo que estou ouvindo a mata. Dá certo, é só tentar.

A essa altura, fico imaginando que você já calculou sua equação, não é mesmo? Eu te contei que foi aqui no meu retiro urbano que minha calculadora foi se formando.

Minha curiosidade estava muito aguçada. Era tudo muito complexo. Às vezes, eu me perguntava. **Sou curiosa? Aposto no desconhecido? Sim, estava a cada dia temendo menos o incerto e misterioso. Estava aprendendo com os temas complexos. O prognóstico de aumentar a curiosidade seria bom: diminui o estresse, aumenta a capacidade de resolver problemas, diminui a ansiedade, aumenta a segurança. E eu estava comprometida com isso.**

Voltarei para minha adolescência, talvez a base da NASA familiar. Na prática da busca por caminhos espirituais, eu me aprofundei por muitos universos diferentes. Sempre fui uma buscadora de novos trajetos, achava isso importante e incrível. Será que é mesmo?

Talvez nesse momento esteja construindo uma imagem a meu respeito. Eu mesma posso ter criado uma imagem de mim. Talvez vencedora, e, mesmo assim, medrosa, grosseira e até desequilibrada (muitas vezes) e com minhas inseguranças. Talvez seja igual a você.

A EQUAÇÃO

Quero te fazer um convite agora: ame o próprio sucesso e sua personalidade – porque, no final deste livro, você verá que não estamos falando de sucesso ou fracasso, de fortaleza ou fraqueza. Estamos falando de viver a vida em sua plenitude e em todas as nuances de ser (o mais sagrado e o mais escuro).

As coisas estão claras até aqui? Acho interessante que as dúvidas e conflitos que surgirem sejam anotados para a plenitude da nossa conversa. Pense, como um longo dia de trocas. Se você tiver dúvida, pergunte.

Os labirintos

Quero que você me siga agora pelos labirintos do hospital. Não te contei tudo ainda.

Entre muitos momentos, a Dra. Ana Luiza (a minha amiga médica e salvadora) me visitava. Como médica, ela podia entrar no hospital e foi lá que ela fez residência, em algum momento de sua vida como estudante de Medicina.

— Flá, ela me chama assim, carinhosamente. Sabia que até os médicos se perdem nesse hospital? É tão grande, tantos corredores e têm tantas alas que a gente precisa de um mapa. Eu achava isso divertido e curioso. Lá dentro da minha cabeça criativa e colorida, criei cenas de filmes. Macas em alta velocidade fazendo curvas nos labirintos, pessoas esquecidas em alguma esquina. Médicos perdidos sem água e comida, dentro do próprio mundo. Ah, minha cabeça é um mundo imaginário sem fim.

Quando a gente está internado, fazemos muitos exames. Eles vasculham cada centímetro do corpo. Pairava no ar uma dúvida. Eram muitos diagnósticos além da doença principal, o Guillain-Barré. Fiquei surpresa em saber quantas coisas se deterioram por causa de um gatilho e de uma internação. E, deitada por tanto tempo, exposta a bactérias super-resistentes do hospital, tudo pode acontecer. E aconteceu.

A EQUAÇÃO

Num dia considerado normal no hospital, em uma posição razoavelmente confortável para a situação de dor extrema, resolvi fazer uma inspiração profunda, uma expiração profunda e ensaiei uma meditação. Meditar é treino; se fizer todos os dias, a gente aprende e vira um hábito. Há tantos anos meditando, claro que era o momento certo de usar a meditação e acabar com a dor e qualquer coisa que estivesse acontecendo do lado de fora (#sóquenão).

Não é para dor extrema. Descobri isso na prática. Existem extremos e, em extremos, atitudes extremas. Era novidade para mim, vai para a conta da curiosidade em coisas complexas. Eu queria apenas trazer meu corpo para o momento presente, com a minha mente. Eu queria, em algum momento, sincronizar tudo. Se tem uma coisa que eu posso te ensinar para enfrentar momentos de dor extrema é parar, inspirar e expirar. Não meditar. Feche os olhos docemente, coloque um leve sorriso no rosto e respire. A cada vez que olhar no relógio, dê um sorriso; a cada vez que for dar um passo, dê um sorriso. E assim, levemente, dê um sorriso a cada pequeno movimento e ação do dia, trazendo a presença para seu cotidiano. Isso foi valioso no hospital e ainda é no meu cotidiano.

Todas as vezes que estou atordoada, repito isso muitas e muitas vezes. Eu descobri que não funcionava na dor extrema porque, em um desses mergulhos na respiração, ao inspirar eu soltei um grito – ou melhor, mais um ruído alto do que um grito. Um ruído de dor, como se fosse o último suspiro. Ao mesmo tempo que era um alívio, era um chamamento pela cura: eu queria parar, eu queria sair dali, eu queria dormir, andar, fazer minhas necessidades, cuidar da minha higiene sozinha. Acho que eu estava entrando em colapso.

Eu não dormia. As dores eram muito intensas e não havia possibilidade de dormir. Era literalmente impossível. Então, eu tinha pequenos cochilos durante o dia. Mesmo com medicações – e eram muitas, inclusive para dormir –, eu não dormia. O sono é fundamental para a cura, para o equilíbrio mental, para uma vida plena. E estava ali pairando no quarto. Já nem existia mais.

Lembra que criei um laço de afeto com a Giovana, a enfermeira? Não diria que ficamos mais íntimas, mas ficamos suficientemente afeiçoadas uma a outra para aceitar a situação que nos aproximara. Não sei se te falei, ela sonhava em ser médica e estava se preparando, mas a faculdade de Medicina pede dedicação integral, condição financeira e uma mudança radical de vida. Ela estava empenhada, e lá dentro de mim o meu talento gritava para fazer sessões com ela para que eu lhe desse as ferramentas que ela precisava para alcançar o que ela sonhava. Mas eu não conseguia. Eu não tinha forças para nada além de manter o meu corpo vivo e a minha mente parcialmente clara.

A generosidade

Com o rugido de leão, saiu um choro incontrolável; um choro sofrido, guardado, um choro antigo. Parecia que, naquele momento, eu estava chorando a minha vida, as minhas perdas, os meus medos, as minhas frustrações e expectativas. Parecia que aquela cachoeira com águas volumosas vinha limpar a minha dor da vida.

— Flávia, olha para mim. É a Giovana. Me apalpando, vendo se havia alguma agulha escapado do meu braço, se havia alguma coisa no meu corpo que estava pior do que já estava. Afinal, ela nunca me ouviu reclamar ou gritar. Então, ela passou a mão na minha cabeça e me perguntou: você está cansada, não é mesmo? Eu te entendo. Essa doença, ela é cruel, muito cruel. Clinicamente, já fizemos tudo que podíamos fazer. Não há remédio que faça passar essa dor, não há nada tradicional que possamos fazer. Ninguém te deu banho hoje? E eu chorava mais ainda, tomando consciência da minha condição. Não podia nem tomar banho sozinha a hora que eu quisesse.

Com uma voz rouca e ainda embargada, levantei o rosto bem devagar – um rosto inchado, marcado, olheiras profundas; uma pele opaca, como se eu tivesse perdido o brilho da vida. Meus olhos só entreolhavam. Meus lábios, ressecados, nem reconheceriam um toque suave de batom.

O rosto levemente pintado, que sempre me acompanhou, não existia mais.

— Giovana. Ela responde com doçura. Estou aqui. Ela pergunta: posso te levar para o banho? Vai lhe fazer bem. Com calma, tirou a camisola verde do hospital, que era necessária para que conseguíssemos passar todos os fios, cânulas, agulhas, esparadrapos, sem que fosse perdido o trabalho do enfermeiro anterior e sem que eu tivesse que ser furada mais do que o necessário. Me conduziu lentamente ao banheiro, puxando o "cachorrinho*". Todos naquele andar tinham um cachorrinho. Isso me dava até uma sensação agradável, de levar alguém que dependia de mim para passear. E lá íamos nós: eu, o soro, os fios e as agulhas, tomar banho.

— Flávia, você está se sentindo melhor? Um banho é sempre reconfortante. Espere, olhe para mim. Levemente, levantei meu rosto, com o pescoço virando um pouco para esquerda, como se minha cabeça não conseguisse mais segurar meus pensamentos ou a falta deles. Em um olhar perdido, mas determinado a estar viva naquele momento, esbocei um sorriso. Prontamente, ela se aproxima, passa um hidratante no meu rosto, um batom suave nos meus lábios, e me diz: vou devolver a sua dignidade e isso vai lhe fazer bem. Vou te colocar essa roupa, vou tirar esse avental e te sentar nessa cadeira. Foi me conduzindo e me transformando em uma Flávia que já existiu, e uma nova que acabara de nascer. Meus olhos agora se enchiam de lágrimas,

---

* Aqueles suportes para soro e outros medicamentos, que vêm com rodinhas, sabe?

A EQUAÇÃO

mas dessa vez de gratidão. Já te contei que rio muito, mas choro muito também.

Em algumas horas, eu estava sentada na cadeira, mais confortável, mais viva e mais forte – e ao mesmo tempo serena, esperando as novidades que viriam. No hospital, sempre há novidades.

A essa altura, meus pais já haviam chegado a São Paulo e o Dani podia se dedicar integralmente à vida dele e vir apenas me visitar, não mais cuidar de mim. Era um alívio; sabia o quanto isso impactava o cotidiano dele.

Gratidão é um sentimento genuíno e poderoso. Você se lembra que uma das perspectivas de nossa equação é ser generoso? Eu já te pedi para refletir sobre isso? Recebendo tanta generosidade de tantos lugares diferentes, trouxe para mim essa reflexão.

Reflita: sou generoso? Como posso fazer o outro feliz? Fazer os outros felizes te faz feliz. Elogios, boas ações e ouvir os outros. Esse componente sempre foi muito importante na minha vida. Ele inclusive me guiou na minha escolha profissional. Era um ótimo caminho ser generoso também no hospital. Um prognóstico certeiro se desenhava desse comportamento. Quando podemos ser generosos, podemos ser gratos. A generosidade diminui a raiva, aumenta a atenção, aumenta a felicidade, diminui a depressão, aumenta a sensação de sucesso e diminui a culpa.

Aliás, quanto você se compromete a melhorar este item na sua vida? Quantas vezes ao dia você vai colocar a generosidade em ação?

Os dias, semanas, meses se passaram, e eu estava na plataforma de salto para uma nova vida. Minha mãe, minha companhia dia e noite, dormia no quarto comigo. Papai ia e voltava. Ele precisava cuidar também de seus pacientes; a clínica não podia fechar. Não tive a companhia de nenhuma irmã, nenhum primo ou tio. Aliás, foram poucos os que me ligaram até por telefone. Mesmo nos amando, não sei se soubemos criar laços tão profundos. Ou talvez a vida seja assim mesmo. Como são laços para você? Estava lá, como um bebê recém-nascido, sendo cuidada pelos pais. A filha mais velha acabara de renascer.

Entre medos e incertezas, a leveza de convivência com meus pais foi posta à prova. E, em nenhum momento, nos decepcionamos. Sim, construímos uma relação de afeto, verdade, intimidade e amizade. Poderíamos tranquilamente morar em um quarto cheio de equipamentos de sobrevivência, que ainda assim iríamos nos olhar com respeito e amor.

É claro que temos problemas. Não estou aqui para florear relações. Como a primeira filha, sempre senti o fardo de ser a mais cobrada. Durante minha adolescência, ser modelo e a filha teste foi um grande peso. E se é o mais velho, sabe que os seus pais aprenderam os primeiros passos do livro não escrito (de como ser pai e mãe) com você. E se tem um irmão do meio (sanduíche, como falam), sabe o desafio que é essa convivência. Mas a vida é processo, e com o amadurecimento isso deixa de ser um incômodo. Em toda família existem dores e, muitas vezes, feridas são feitas de forma tão profunda que você pensa que a cicatriz nunca vai sarar. Em alguns casos, o tombo

A EQUAÇÃO

é bem forte. Daí o cuidado precisa ser mais cauteloso. Contudo, falo com experiência de causa: nenhuma dor deve ser eternizada. Sinto no fundo do meu peito que até mesmo as desgraças mais chocantes surgem como uma maneira que o universo encontrou para falar com você. Posso estar enganada, mas usei isso como boa desculpa para me fortalecer e aceitar mais fácil aquilo que não conseguia mudar. Para mim, funcionou perfeitamente.

INSPIRE, EXPIRE E REFLITA

O que é amar de verdade?

Somos o que fazemos repetidamente?

A humildade é um hábito?

Escolhas e o efeito dominó

Minha calmaria consciente veio como herança da minha criação. Meus pés no chão e o direcionamento social moldaram minha personalidade. Aliás, até hoje, todos os meus caminhos passam por um constante processo mutável e de aprendizado.

Uma das minhas principais referências de estilo de vida vem do Ayurveda (em sânscrito, significa "ciência da vida"). Claro, veio do oriente, uma das minhas grandes paixões. Já ouviu falar em Ayurveda? Estamos falando de um conhecimento médico desenvolvido na Índia há milhares de anos, mais precisamente cinco mil anos antes de Cristo, e um dos conhecimentos medicinais mais antigos do mundo. Tem como foco a compreensão de todo o ambiente externo e interno, bem como o entendimento de toda a dinâmica da vida, que se revela numa total harmonia do corpo físico, mental, espiritual e o ambiente em que vivemos.

Ela consegue provar que a forma como fomos concebidos tem interferência direta na nossa personalidade, nosso comportamento e em toda nossa história. Viu como tudo é muito maior do que pode materializar? Temos um ponto de partida bem interessante para essa conversa. Não é mesmo?

A EQUAÇÃO

Observando isso e analisando o início de tudo – de tudo mesmo –, como a nossa composição celular, os hormônios e a energia que carregamos, podemos entender um pouco sobre nossa composição individual. Aquilo que nos diferencia e nos direciona. Sim, estamos falando de misturas, relacionamentos, oportunidades. Integralidade, multiverso, transdisciplinaridade e tudo que nos conecta a nós mesmos e aos outros.

Essa conexão é real e os trajetos da vida (re)significam muitos desses caminhos. Vamos fazer um exercício mental antes de seguirmos? Pare, respire, relaxe, se entregue ao processo e deixe os pensamentos fluírem. Lembre-se da forma como foi criado. Quais janelas foram abertas, as possibilidades oferecidas e quão isso foi importante para todo o seu processo pessoal.

No meu caso, as janelas abertas pela minha família ofereceram oportunidades e liberdades. Tanto que me recordo, como se fosse hoje, dos meus pais falando em tom suave sobre a condução do meu caminho: "A montanha, o prédio, o céu, o sol, as estrelas e o mundo estão lá. As escolhas dependem de você".

E eles diziam isso de uma forma que acolhia já nas primeiras palavras. Até mesmo porque, as escolhas funcionam como dominó. Uma escolha te leva de um ponto da vida para o outro. Tudo em orquestra perfeita, como um efeito dominó. Por isso mesmo, escolhas precisam ser vistas como fundamentais. A nossa vida é consequência delas.

Flávia Lippi

INSPIRE, EXPIRE E REFLITA

Você está preparado para as consequências de suas escolhas?

O que têm as pessoas que conseguem alcançar uma vida plena?

Entre as coisas que citou, há alguma que gostaria de ter?

A NASA de cada um

Não sei se assistiu, em 2021, ao filme *Não olhe para cima**, quando dois astrônomos percebem que um asteroide avança em direção à Terra, podendo acabar com a vida no planeta. Logo, decidem encontrar uma maneira de alertar a população sobre o apocalipse iminente.

Mas o que gostei mesmo – além de ter rido muito, porque adoro piadas e sátiras do cotidiano – foi o *biohacking* sendo retratado, mostrando como a tecnologia pode sim interferir em nossas ações cotidianas. Dados que podem nos ajudar a detectar emoções e sensações.

É assim que funciona o *biohacking*. Aprendizado contínuo, alimentação balanceada, atividade física regular, vida familiar em ordem, saúde mental incrível e sono em dia.

A ideia central é pensar em como você pode usar a própria biologia, o seu DNA, para se tornar uma pessoa mais focada e eficaz. É um passo de entendimento do seu corpo, das suas limitações e potenciais. Você pode descobrir com a cronobiologia, por exemplo, qual o momento do dia em que se torna mais produtivo. Podemos

---

* O segundo filme mais assistido da história do Netflix, dirigido pelo Adam McKay e com atuações brilhantes de Leonardo DiCaprio, Jennifer Lawrence e Meryl Streep.

também fazer a inserção de um *chip* de monitoramento interno, que enviará a um dispositivo externo informações do seu corpo, cotidiano e previsões.

Vou te trazer pelas minhas andanças de norte a sul da Índia, a tecnologia para falarmos de Ayurveda, cuidado e observação de cada parte do seu corpo. Estamos projetando, nesse caso, um tipo de *biohacking* ancestral. Basicamente, é usar toda a tecnologia ancestral adormecida ou esquecida no modelo atual. Quando as pessoas falam hoje em *biohacking* e seus pilares, elas estão utilizando sem saber os conhecimentos milenares, como meditação, pranayamas, ervas, que foram transformados em *hacks* ou *biohacks*, nootrópicos e unindo tudo isso a tecnologia digital.

Entende que o aplicativo é só uma forma de se lembrar daquilo que não está conseguindo realizar? Somos uma máquina perfeita. Um aplicativo com a interface muito bem coordenada. Somos um *hardware* de milhares de anos, com um *software* pronto para rodar num sistema central. Isso é sensacional e não tem como dar errado – desde que você não jogue água com sal no motor.

Segundo dados da Organização Mundial de Saúde, a OMS, a depressão é considerada o mal do século XXI e que até 10% da população mundial sofre com isso. Existe uma boa chance que 1 de cada 10 pessoas que você conheça tenha ou venha a ter depressão ao longo da vida.

A OMS fala ainda que a depressão vai ser a doença mais comum do mundo em 2030.

Isso sem falar na ansiedade. O Brasil é considerado o país mais ansioso do mundo, e o quinto mais depressivo.

A EQUAÇÃO

A Google mostra que houve uma alta de 98% nas buscas sobre saúde mental em 2020 comparado há 10 anos. A pergunta "como lidar com a ansiedade", por exemplo, cresceu 33% nas buscas e bateu o recorde das últimas décadas.

Uma das ideias budistas é que todos nós só existimos na interdependência, partes, causa e mente. Isso significa que todos nós vivemos nas contingências de suas causas e efeitos.

Esse mau uso da "máquina" pode ter diversas explicações.

O número de decisões por minuto é infinitamente maior do que em outras décadas, e a quantidade de informações tem sido cada vez mais dinâmica. Contudo, estamos longe de viver a era mais ansiosa da história.

O dilema das redes

Uma matéria publicada na revista *The Economist* em 2021 mostra que o aumento de horas de videoconferências fez com que uma parcela significativa da população se sentisse insatisfeita com a própria aparência. A Academia Americana de Plástica Facial e Cirurgia Reconstrutiva mostra que a pandemia levou a um aumento de 10% no número de procedimentos realizados nos Estados Unidos. Já em 2017, as *selfies* eram o motivo de 55% dos procedimentos estéticos. 86% dos pacientes de Shadi Kourosh, dermatologista da Faculdade de Medicina de Harvard e autora do estudo, buscaram cirurgias estéticas exclusivamente por conta da percepção alterada da face. Parece ser uma tendência mundial. Um levantamento realizado pela Sociedade Francesa de Cirurgiões Estéticos Plásticos apontou um aumento de 20% no país durante a pandemia. Este fenômeno é conhecido como Disformia do Zoom. Esse conceito explica a busca pelo aumento de procedimentos estéticos por conta da distorção da própria imagem causada pela perspectiva frontal das câmeras usadas para videoconferências.

Segundo o artigo de Kourosh, seus pacientes ficam preocupados em transmitir uma imagem envelhecida e cansada, porque são sinais associados a profissionais com menor criatividade e produtividade. Essa percepção

A EQUAÇÃO

impacta diretamente a experiência profissional dessas pessoas, com até 71% relatando que a insatisfação com a autoimagem causa ansiedade e estresse na retomada do trabalho presencial.

O efeito das redes sociais sobre a autopercepção estética afeta significativamente grande parcela da população de mulheres jovens, principalmente adolescentes. Em uma matéria publicada no *The Wall Street Journal* em 2021, com dados coletados e analisados pelo próprio Instagram, o uso da rede social impacta negativamente questões relacionadas à imagem corporal em 1 a cada 3 jovens garotas. A empresa responsável pelo Instagram, a Meta, está ciente dos efeitos do seu produto sobre a saúde mental desde, pelo menos, 2019. Porém, desde então, a empresa lançou mão de poucas ações para mitigar os danos causados.

Esse impacto sobre a saúde mental é marcado também por uma tendência crescente de suicídios. Em um artigo publicado no jornal *The Washington Post*, os serviços de emergência relataram um aumento de 50% no atendimento de tentativas de suicídio de garotas adolescentes, entre 12 e 17 anos. O percentual de diferença entre a mesma faixa etária para garotos foi de 3,7% no mesmo período analisado.

Houve também aumento expressivo de casos de distúrbios alimentares, com uma alta marcada com o início da pandemia – quando o uso de redes sociais começou a aumentar. Um artigo publicado na revista *British Medical Journal* em 2019 mostrou que o número de pré-adolescentes sofrendo de doenças alimentares relacionadas à autopercepção corporal aumentou em 50% nos últimos 10 anos.

O estudo analisou crianças de 8 a 12 anos, e identificou que o risco era maior em garotas até os 20 anos de idade.

Diante deste cenário, faz-se necessário o questionamento – ou, ao menos, uma reflexão – Eu sou aquela imagem na telinha?

INSPIRE, EXPIRE E REFLITA

Se eu sou interdependente, como posso contribuir com o mundo a minha volta?

Escolha um objeto que gosta muito; faça a linha da vida desse objeto. Para ele existir, como tudo começou?

O quanto valoriza o trabalho do outro? De 0 a 10, quantas vezes ficou realmente admirado com algo que alguém criou ou produziu?

Seu corpo como mapa de vida

O seu corpo sinaliza as necessidades. Para enxergá-las, basta observar. O seu rosto mostra a falta de água no corpo. Esse é um sinal da sua perda de conexão com seu organismo, com os sinais que ele tem te dado. As suas olheiras, provavelmente, mostram que o seu fígado não tem conseguido ingerir toda a raiva que você engole todos os dias ou o álcool que tomou ontem à noite.

Entender esses sinais é parte da projeção do *biohacking* ancestral. O autoconhecimento interno que te levará à autorresponsabilidade e autoconsciência. É a observação das consequências das suas escolhas cotidianas e os reflexos dessa falta de conectividade consigo mesmo. Trata-se de buscar maneiras que te direcionem rumo à conexão, do micro para o macro – que, talvez, sejam as mais importantes.

Depois desse olhar para os detalhes, amplie o olhar para o vizinho, a rua inteira, o bairro, a cidade, o seu estado, o seu país, outros países e, depois, o planeta. Isso. Deve começar por você. Pelas suas olheiras. Pela falta de água no seu corpo e os excessos cotidianos. Você achou básico demais? Talvez, simples demais? Ótimo. Vai ser mais fácil do que eu estava imaginando essa condução. A tarefa é simples, e meu convite é para a pluralidade que o simples traz.

Dedique um tempinho para se olhar no espelho e observar os sinais que o seu corpo está enviando. Entenda a sua conexão e estabeleça novas. Deixe o seu corpo livre. Entre em sintonia e encontre a singularidade. Esse será um ótimo caminho ao extraordinário e, durante o processo, se lembre da importância das pequenas e micro coisas.

Muitas pessoas ainda vivem numa busca de coisas inalcançáveis e tentativas (insanas, eu diria) de realizar mil projetos. Não é isso. O mais simples que vejo na conexão entre você e a vida é entender simplesmente a sua experiência de viver. Aliás, o que tem feito com a sua? "Ah, eu tenho trabalhado tanto...", "Estou com um namorado novo e ele é ótimo!". Não é isso. Não se limite tanto, por favor.

Quando se fragmenta a vida dessa forma, não é possível enxergar tudo o que ela propõe. De forma geral, a gente se perde sem falar da vida. Falamos das coisas e das sensações. Não dos sentimentos. E esquecemos que a vida é extraordinária e é responsável por animar uma matéria, que somos nós. Um desenvolvimento que surge em etapas bem distintas e sequenciais, que vão desde a concepção até a morte.

Há todo o conhecimento organizado a partir de tudo que foi acumulado como matéria, que tem referências diretas do meio em que vive. Tudo aquilo que ingere e digere do seu movimento interno, da sua reprodução (e não só a capacidade de gerar outra vida, mas a reprodução de conhecimento, relacionamentos), de ouvir e falar.

Minha busca cotidiana é por conhecimentos e experiências a partir deles. Todos os conhecimentos que de alguma maneira me conectam ao centro absoluto da alma humana. Se preciso

A EQUAÇÃO

mergulhar nos primórdios da nossa existência, do multiverso ao metaverso*, vou até lá e me apaixono por cada pedacinho do processo. As minhas células estão a cada segundo em transformação. Você não sente que às vezes seu corpo está conversando com você e algo muito incrível está acontecendo lá dentro?

Sigo conciliando a minha biologia e encontrando a harmonia do meu corpo em relação aos meus momentos, às minhas necessidades, aos meus desejos e sonhos. Harmonia é um equilíbrio natural. A gente não precisa ficar lutando para que as coisas sejam organizadas. E, principalmente, tenho aceitado que não sou um super-humano. Estou encarando meus medos, erros, mentiras, raivas, alegrias e emoções, e tudo que destrói ou constrói de uma maneira (ou outra) a vida à minha volta.

INSPIRE, EXPIRE E REFLITA

Você sabe o que é o poder da intenção? Se não sabe, pergunte a sua volta.

Na sua lista de sonhos, consta a ideia de ser melhor do que era?

O que está escondendo de si mesmo que te distancia da realidade de todas as coisas?

---

* Novo conceito de realidade virtual e aumentada, criando um mundo digital paralelo ao nosso onde nós poderíamos trabalhar, encontrar amigos e passar tempo com nossa família. Trem de doido.

A espiritualidade está na esquina

Essas conexões são harmônicas na proporção que precisam ser. Espiritualidade é harmonia. Olha você com outra indagação interna: "Lá vem ela falar de religião!". Por favor, não restrinja o seu pensamento assim. Vamos entender algo que será de suma importância para todo esse seu processo evolutivo. Espiritualidade não tem nada a ver com religião. Vamos quebrar esse inconsciente coletivo (a herança nata do ser humano responsável por estabelecer crenças, ideais religiosos e mitos) e sair dessa caixa mental?

Espiritualidade não é religião, mas ainda há confusão nessa conexão. Você pode ser tranquilamente uma pessoa espiritualizada e não ser religiosa – da mesma forma que pode ser extremamente religiosa e não ter encontrado a espiritualidade. Meu pai, único membro da família comigo no templo, foi sentado em uma cadeira de espaldar alto, recebeu uma guirlanda de flores e foi respeitado como um grande ser espiritual – não porque estava determinado a fazer longas meditações nas florestas, mas porque seu cotidiano sempre foi meditativo e ligado à generosidade e ao altruísmo. Todos os seus dias eram espirituais e ele nunca precisou de uma religião para isso. Para mim, sempre uma grande lição filosófica. No templo, os maiores líderes que estavam ali para me guiar me deram a primeira lição: nem

A EQUAÇÃO

é preciso ser monge para ser bom. Basta fazer o bem sem questionar a quem. Você não precisa uma toga ou um manto para ser alguém e muito menos se esconder de algo. Seja bom e ponto-final.

E isso só pode significar a sintonia perfeita entre você e o universo. Uma relação de intimidade com a natureza. É o entendimento com o planeta. No momento em que não deixa pegadas destruidoras em seu caminho, consegue olhar o outro com empatia e enxergar todos os seres do planeta de maneira igualitária, chegou ao início de uma caminhada espiritual.

Se quer falar com Deus (seja Ele do seu jeito, com a forma que acredita), não adianta se sentar por horas numa igreja, rezar, mas mandar à merda a pessoa que trabalha com você. Não adianta rezar o dia todo e gerar conflitos cotidianos. É óbvio que vai ficar irado, chatear-se e ter sentimentos não tão harmônicos. Somos humanos, de carne e osso. Mas é aí que está a busca.

A procura pela conectividade é entender o universo, a natureza e toda a biologia que compõe o seu corpo. Porque, quando conquista isso, o externo pode até tentar tirar de você o dia bom e o sorriso esparramado no rosto. Porém terá consciência de que é hora de parar, respirar, acreditar no processo e só depois pensar – do jeito que começamos a trajetória neste livro. Lembre-se de que essa pausa é a oportunidade de voltar ao básico, entender o caos e oxigenar o cérebro. O seu comportamento está ligado ao que faz com a sua mente. Naturalmente, isso está ligado ao corpo.

Quer parar, tomar um chá? Pergunto porque imagino que as últimas páginas foram intensas. No processo de escrita, precisei parar e respirar por inúmeras vezes. Inclusive, foi isso que acabei de fazer. Até mesmo porque o único café que aprecio é o do papai, e ele não está aqui agora. Vai uma água morna aí?

Mas fique à vontade se a sua preferência nesse momento é pela cafeína.

Autocuidado

A sua escolha de autocuidado é individualizada e precisa encontrar o que te traz cuidado. Meu papel aqui é te ajudar a entender um pouco mais sobre esse trajeto e esse tal espírito que já escutou ao longo da vida. Nosso corpo é composto por uma gama de acontecimentos. Mas nos atemos a dizer o tanto que precisamos cuidar só da nossa alma, ou só do nosso corpo. Isso é muito limitante.

Vamos fazer um exercício e nos dividir em mente, corpo e espírito. São três partes incríveis, não é? Contudo, dentro do corpo há milhares de "corpos". Temos hormônios, biologia, sistema digestivo. Falamos de corpo mental e a pessoa acha que temos que ir direto para a cabeça, mas não.

O sistema digestivo, por exemplo, fala muito sobre a depressão. Você sabia disso? Tudo é interligado, uma coisa leva à outra. O seu comportamento está ligado a tudo que faz com a sua mente, que está ligada ao seu corpo e, consequentemente, ao seu espírito e vice-versa. Essa é a razão da harmonia, do estado de conectividade. Os Saltos da Equação são estratégias reais.

Olha, eu não tenho uma prateleira com remedinhos e potinhos mágicos, talvez eles até compliquem tudo, ao menos no início, mas eles têm uma única missão: criar consciência!

Vamos encontrar esse caminho juntos? Hoje, os seus desafios são os meus. E nosso maior objetivo é cumprir com nosso dia integralmente. Estarei com você para que chegue ao fim desta leitura sabendo um pouco mais de si mesmo e repleto de forças para ir além do que possa ver com olhos da "cara". O que acha dessa proposta? Estou animada. E você?

INSPIRE, EXPIRE E REFLITA

Você é um sobrevivente ou um ser vivente?

Você é uma pessoa alegre e encantadora?

As virtudes acumuladas ao longo da vida podem ser destruídas por um instante de raiva?

Eu acreditei que eu era uma fraude

Quando a gente está preso, não conseguimos ver as milhares de possibilidades que existem no mundo lá fora. Você conhece o mito do Teseu e o Minotauro? Teseu ficou conhecido como um dos grandes heróis atenienses porque foi ele quem libertou o povo grego da desgraça do Minotauro. O Minotauro era um monstro com corpo de homem e cabeça de touro e, por isso, é também chamado de "Touro de Minos". Antes de matar o Minotauro no labirinto de Creta, muitos gregos já haviam morrido tentando acabar com o temido monstro.

Então aparece a Ariadne, uma princesa, filha do rei de Minos e da rainha Parsífae. Quando chegou em Creta com o intuito de enfrentar o Minotauro, Teseu se apaixonou por ela. Da mesma forma, Ariadne fica encantada com Teseu e resolve o ajudar a matar o Minotauro.

Ela lhe entregou uma espada e um novelo de lá para que ele, ao entrar no labirinto onde o Minotauro estava preso, pudesse marcar o caminho de volta com a linha e, assim, sair de lá vivo. O novelo de lá ficou conhecido como o "fio de Ariadne". Teseu, com sua grande força, enfrenta e mata o Minotauro, conseguindo sair do labirinto. O fio de Ariadne, ou o fio da meada, considero quase que um método que auxilia na solução de um problema complexo; algo ou alguém que lhe permite encontrar a saída para uma situação difícil: só encontraremos o fio de Ariadne para sair do caos atual refletindo no todo, na interdependência.

Errar é muito importante. Erre quantas vezes você quiser. Depois, vá lá e acerte. Está tudo certo. Não tenha vergonha de pedir ajuda. Não tenha vergonha de ir ao psiquiatra se for necessário. Faça terapia, yoga, meditação, reza brava, tudo que achar que vai te dar forças... não tenha vergonha de suas escolhas. Elas são suas. Se alguém te der o fio, aceite. Não dê força ao Minotauro, nem se perca no labirinto. Você sabendo que ele existe, ele deixa de ser seu algoz e você passa a negociar com ele muitas vezes. Todas as vezes que começar a falar mal de si mesmo, e tentar rebaixar as suas conquistas, lembre-se que está dando poder ao Minotauro.

Tenho certeza de que você também já fez e viveu um monte de coisas incríveis que não coloca no seu currículo formal, mas que enriqueceram imensamente a sua vida, não foi?

Vá lá, anote seus sucessos e recapitule os aprendizados de cada fracasso. Pode pensar tranquilo, vou liberar uns minutos aqui antes de seguirmos. Até porque essa intensidade de reflexões merece uma pausa, chá ou café – caso seja a sua vontade.

A EQUAÇÃO

INSPIRE, EXPIRE E REFLITA

O sim acomodado. Quando estamos acomodados, dizemos sim mesmo se queremos dizer não. Esse sim compra apenas uma paz temporária. Quantas vezes no último ano teve paz temporária? Descreva alguma situação.

O sim destrutivo. O sim que destrói seus maiores interesses. Quantos sim destrutivos disse este ano? Descreva cada um e como seria o não no lugar do sim.

Um não positivo é um não sem ressentimentos. Você consegue fazer isso? Como resolveria hoje um conflito antigo sabendo agora desse conceito?

Respirou? Voltemos aqui então. No meu caso, demorei a entender o quão é potente reconhecer fracassos. Talvez esse seja também o fio da sua meada. Sou da geração super-herói. Além disso, nossa sociedade nos cobra enquanto mulheres a sermos magras, lindas, modelos, ler mil livros, fazer MBA e estudar pelo mundo, ter uma chancela Harvard ou qualquer outra coisa que diz que você é inteligente e capaz. Fazer testes para tudo. Para tudo você tem que provar, provar e provar. E, além disso, tem que ser mãe, esposa e construir a família margarina, sempre cheirosa e totalmente entregue à filharada.

Pois é, rótulos são perigosos mesmo. Mas vou continuar porque minha boia do controle, competitividade, segurança e outras coisas também foi moldada pela sociedade que fui criada. Provavelmente, esse também seja o seu caso e você vai perceber adiante.

Sob a ótica da Psicologia, esse comportamento pode ser visto com algumas disfunções importantes, como um fator de insegurança (fazer mais para parecer melhor), de fuga (estou melhor aqui que em casa) ou ainda ser fruto de um objetivo compulsivo (preciso conquistar isso). Eu acho que, tirando a fuga, minha boia se encaixa bem neste perfil, da geração *workaholics*.

Não estou querendo justificar, mas sim explicar como as boias vão se formando e como você pode furar a sua.

Descobri isso sendo fiel à minha essência e a minha autenticidade, vendo e vivendo a vida de maneira um pouco diferente da minha geração e da maior parte das pessoas que conheço. Fui resgatar a Flávia criança, do livrinho de religião. Isso foi um alívio. É claro que eu ainda estava apegada à boia que não me deixou afundar na vida e que me deu tantas conquistas em São Paulo. A de provar tudo e ser uma heroína que nunca descansa e aguenta tudo. Agora você está sentindo que sou igual a você? Ou pior que você? Ou melhor que você? Ou descobriu que somos humanos?

Titanic

Imagine agora que você está em um navio, tipo Titanic. Chique, considerado o mais seguro do mundo. Pessoas lindas, sua vida está fluindo e você seguindo no navio para mais uma aventura. Até que o navio bate e afunda. Na correria, você é um dos sortudos que consegue pegar uma boia e fica à deriva em alto-mar. De tão cansado, desmaia. Então, fica ali, à sorte. Depois de desmaiar de medo e cansaço, percebe que está na praia com a boia.

Quando levanta, procura saber onde está. Buscar água, comida, pedir socorro, sei lá. E vai seguindo, se sentindo melhor. E então, depois de muito tempo, percebe que tem dificuldade de fazer várias coisas. Só então observa que está abraçado à boia que te salvou do naufrágio e que ainda considera importante. Na verdade, ela te impede de ter uma vida segura, porque ela só funcionou quando você estava afundando.

Isso quer dizer que a gente se apega a hábitos, regras, crenças, sentimentos e até vitórias passadas e, na verdade, o que foi um dia a boia que te salvou hoje é a âncora que te prende, estagna e não permite seu crescimento. Corre lá, pegue o fio de Ariadne, resgate sua criança urgente. É ela que vai te salvar de boias gigantes que viram nossas obsessões.

Talvez se eu voltar o filme da minha vida, possa contribuir um pouco mais com os *insights* que tenho recebido. Posso continuar? Já sinto que realmente criamos um laço e quem sabe você esteja pensando que sente ou sentiu tantas coisas que não haviam sido explicadas ainda. Seguiremos.

Quando a gente começa a negar muito, pode até ser a síndrome do impostor. Você já ouviu falar? Pode acontecer com qualquer um.

Você já se sentiu como se estivesse enganando seus colegas de trabalho com relação a sua competência? Como se todo o seu sucesso fosse só uma supercoincidência e é só uma questão de tempo até todo mundo descobrir? Se esse pensamento já passou pela sua cabeça em algum momento, pode estar sofrendo de síndrome do impostor. Quase 70% das pessoas sentem que são uma fraude no ambiente de trabalho.

Se perceber que está com dificuldade para finalizar projetos, procrastinando muito e furando prazos com frequência, pode ser hora de rever processos e observar se isso não é uma maneira de se autossabotar.

Negação. Depois dela vem a raiva, e ela pode vir com a culpa. Quanto tempo dura sua raiva? Sentir emoção todos nós sentimos, faz parte da nossa constituição biológica como seres humanos. Mas você sabe como a emoção age dentro do seu corpo? Existe uma rede supercomplexa de receptores e mecanismos que fazem você sentir alguma coisa frente a uma determinada situação.

Inclusive, vou te contar uma coisa que pode te surpreender: as emoções têm um tempo de duração muito pequeno. A raiva, por exemplo, dura pouco mais de 1 minuto.

A EQUAÇÃO

Mas o período refratário dela... Nós guardamos a dor, por muito mais tempo que isso, até por anos, mas por escolha. Desculpe, mas sim você pode escolher ficar com ela só por um minutinho e seguir a vida. Agora me conta, por quanto tempo vem sentindo rancor daquela pessoa que amarga o seu coração?

Lembre-se, nessa fase desse *mix* de raiva e culpa, a gente entra na fase de questionar. "Por que isto está acontecendo comigo?", "por que eu não percebi isso antes?", "o que eu fiz?". E ficamos totalmente fora de sincronia.

Nessa etapa, é comum a ira e pouca concentração. Além de tudo, você começa a sacar que muitas pessoas que consultou e ouviu te atrapalharam mais que ajudaram. O filtro do que é bom fica, e o que não serve entra em ação. E isso é maravilhoso, porque começa a se conectar com o seu ser novamente.

E então, eu entrei na terceira etapa emocional da mudança. A aceitação relutante. Do "ambiente de raiva", eu passei a aceitar que os caminhos seriam: desistir definitivamente e aceitar as consequências disso, ou aceitar a mudança e colher os frutos positivos disso. E isso pode acontecer com você também. Sinta-se preparado. Você acha que as suas escolhas são feitas de maneira racional e que pensa detalhadamente antes de agir? Nós somos sistêmicos. Isso significa que a nossa biologia influencia e muito o nosso comportamento, mesmo que a gente não perceba. Por isso, é essencial desenvolver inteligência biológica (gostou desse termo? Me dê confete, eu que criei) – isso é, saber o que está acontecendo com o seu corpo

– para conseguir cada vez mais tomar decisões mais claras e alinhadas com os seus objetivos.

Você já deve ter percebido que a gente gosta de ter data para tudo, né? E ciclo, mais ainda. É ciclo de encerramento, de novos desafios, de atualização profissional.

Do ponto de vista da cronobiologia, essa organização mental que a gente faz de fatias de tempo é essencial para que a gente possa organizar a nossa própria narrativa.

O autor Daniel Pink, em seu livro sobre a ciência do *timing*, mostra que o primeiro dia do ano é algo que os cientistas chamam de marco temporal. É aquela história de "ano novo, vida nova", as famosas resoluções de Ano-novo, quando todo mundo quer começar uma dieta ou entrar na academia.

E embora existam evidências científicas que nós buscamos mesmo essas mudanças e damos os primeiros passos em direção aos nossos objetivos, a maioria das pessoas para no meio do caminho. Posso te dizer que desistir no meio do caminho é normal, também o que fazer para não desistir e chegar aonde deseja.

Bom, aí comecei a aceitar a realidade, só que colocando barreiras e me expondo com fragilidades que não são verdadeiras, tipo: "é impossível fazer", "eu não posso, não tenho capacidade para isso", "tenho que contratar um monte de gente"...

Até que, enfim, a gente chega na fase final dessas emoções, e então o objetivo fica claro e a gente vira a mesa. No bom sentido. Você sente nitidamente que está em sincronia, num manancial inesgotável de possibilidades.

Tenha paciência que vai passar por estas quatro etapas que passei e muito mais e, no final, vai estar pronto para

A EQUAÇÃO

outras mudanças que virão em sua vida, porque já sabe que terá que ter paciência com você mesmo, se perdoar, errar, errar e errar; e quando acertar, ficar feliz e começar tudo de novo. Porque a vida é assim.

E se tiver certa inquietude, como eu tenho, vai criar uma coisa por dia e vai passar por tudo de novo. Então, sorria para a mudança e aprenda técnicas para passar por elas com compaixão.

Você está curioso para saber como é viver depois da morte? Soa bem esquisito mesmo.

Mas antes de seguir essas páginas comigo...

INSPIRE, EXPIRE E REFLITA

Como você descreve sua situação atual?

Quais são os aspectos mais relevantes?

Quais são as consequências previsíveis a curto prazo?

As suas construções te trouxeram até aqui?

Enquanto falava aqui com você, pensei sobre a vida e o básico por alguns segundos. Com isso, decido parar em busca de reflexos. De repente, o vento que passou agora me abraçou por cada espaço do meu corpo, que certifica minha sobrevivência e minha resistência. Por alguns segundos, meu pensamento foi longe: as minhas construções me trouxeram até aqui? Ou, na verdade, sou o projeto de escolhas realizadas ao longo da caminhada? E você? O que te ajudou a chegar aqui?

Respostas complexas, não é? Não precisa ficar ansioso(a) para responder. Teremos tempo. Essas indagações rotineiras trazem um sorriso quase imperceptível, que ganha rumo aos poucos. Sem motivos? Levantar-se, andar, sorrir, inspirar e expirar. Precisa de mais? Esses são pilares básicos da engrenagem de toda a nossa trajetória e, assim, nossos pilares de gratidão.

Gratidão pelo quê? Uai, sobrevivemos ao inimigo invisível, à dor, ao choro. Vivenciamos reformulações em todo o mundo. E, nessa caminhada, muitos se foram, mas ainda assim tem gente se esquecendo do básico. Passou pela sua cabeça agora que, talvez, eu esteja falando para você e sobre você? Por favor, não leve para o pessoal.

Precisamos parar de caminhar ofegantes e em busca de técnicas, direcionamentos ou manuais. O corpo e a biologia falam muito do que somos e quais nossas possibilidades de

A EQUAÇÃO

transformação. Somos "serviventes" a cada manhã, e não sobreviventes, e podemos viver cada compasso dessa oportunidade em plenitude e em completa harmonia. Falo dever porque somos presenteados com a vida. A vida é como um banco em um parque. As pessoas passam, pássaros cantam, cachorros, gatos, fome, sol, luz, chuva, medo, alívio, saúde, beleza, reflexão, paixão, sonhos. Se você fica nesse estado de contemplação do parque, você salta de sobrevivente para vivente vívido, alerta e amoroso.

Como chegar a isso? Se você continua aqui comigo, significa que, no mínimo, ficou curioso em conhecer um pouco mais sobre medos, desafios, conquistas e ferramentas. Aceitou a proposta de uma caminhada, né? Ótimo.

Ao longo dos tempos, encontrei caminhos, técnicas e inspirações. Foi assim que acabei me desenvolvendo e aprendendo a lidar com que o barulho externo – natural da vida – não seja maior que o meu silêncio interno. A partir dessa percepção, temos um ponto mais profundo na nossa conversa e quero começar daqui a estreitar um pouco mais o nosso relacionamento. Não se preocupe. Minha intenção não é forçar a barra e entrar na sua vida com "os dois pés na porta" de forma invasiva.

Contudo, em alguns momentos, serei um pouco mais dura. Afinal, a vida é assim mesmo. Às vezes dura e às vezes leve, mas sempre amorosa. Pelo menos é o que tenho tentado em todo o meu processo de vida. Sim, viver é um processo. E tudo que estou colocando aqui nestas páginas é pensando na minha evolução e na sua. Assim como enxergo a vida.

Talvez, por isso, eu tenha me motivado a encarar o desafio da produção deste livro.

Olhei para o céu e cheguei à conclusão que minha intenção é te ajudar pelo profundo, amoroso e, também, duro processo de autoconhecimento e autoconsciência. E mesmo não sabendo nada sobre você, essa leitura é uma forma de conexão e estou disposta a te ajudar. Em alguns momentos, vai ter a impressão de aparentes demagogias ou clichês, mas pode ter certeza de que o que estou trocando aqui com você é uma experiência de uma vida real: a minha.

Quero te fazer entender que o óbvio tem sido esquecido e deixado de lado por você. Lembrou-se do básico? Olha você (de novo aí) se protegendo com as indagações: "Ah, você não tem ideia do meu dia. Minha vida é muito corrida." Espera. Não estou aqui para te julgar. Pode chegar de peito aberto. Estou te estendendo minhas mãos e te convidando a caminhar ao meu lado. Respirou? Conseguiu se acalmar? Então, vamos destrinchar algo que acredito ser de suma importância para a harmonia de todo esse processo, que nos propomos lá no início da nossa história. Pode ser?

INSPIRE, EXPIRE E REFLITA

Quantas vezes você é honesto consigo mesmo?

Quantas vezes você se propõe ficar introspectivo?

Você é coerente?

Mentiras sociais

Não se pode mudar as perguntas das pessoas até que elas sejam sinceras consigo mesmas. Observe. Você ocupa sua mente com perguntas mundanas porque assim não precisa fazer perguntas sobre si mesmo. No momento que fizer, sabe que é obrigado a mudar pelo conhecimento adquirido sobre si mesmo.

De forma menos pontual e mais geral, tenho observado muitas pessoas que não querem seguir adiante. Sabe como identificar isso? Geralmente uma pergunta insistente surge apenas para que esteja correto e não para que ouça a resposta que está vindo para você. Esse tipo de desrespeito é curiosidade mundana e não é legítimo, nem genuíno.

Justificar cada erro ou cada decisão pode ser um atalho para as pequenas mentiras cotidianas. Sei que talvez agora tenha fechado o livro com raiva dessa frase. Por favor, volte aqui. Você vai me entender. Quando nós somos conscientes das nossas escolhas, até um simples atraso para um compromisso pode ser evitado se formos reais. Quantas vezes você utilizou as pequenas mentiras sociais para justificar seu atraso? Sei lá, pode ser o trânsito, a criança chorando, qualquer coisa que utilize para justificar um comportamento repetitivo da sua pouca habilidade em se organizar e cumprir seus compromissos. Sabe, sei que agora fui muito forte nas suas crenças sobre a verdade. Vou te convidar a falar a verdade da próxima vez que se atrasar ou esquecer alguma coisa. Simples assim: me desculpe, me atrasei porque me desorganizei totalmente e marquei um horário que eu não conseguiria cumprir. Você pode aceitar e assim mesmo me atender? A verdade é como o efeito dominó, traz consequências, e o treino de viver nela é extraordinário. A clareza do falar o que é pode te ajudar a curar-se nas entranhas.

Nesse preparo, eu tive muita sorte (como já te contei) em ter sido escolhida nesse vasto universo para ser filha de meus pais. Lá em casa, as coisas foram diferentes – como eu expliquei para você há algumas páginas. Papai é psiquiatra (inclusive, o melhor que já vi em atuação) e eu brinco que já nasci fazendo terapia (nem sei se isso é bom, risos).

Meus pais sempre falaram a verdade. Isso, inclusive, diminui a sensação de ter que perdoar os pais. Hoje, durante os meus atendimentos, percebo como as pessoas falam de relações disfuncionais no núcleo familiar. "Agora sim, estou pronta para perdoar a minha mãe". Eu nunca tive o que perdoar. Nunca senti que devia ou precisava "pesar" os meus pais por nada. Minha mãe, apesar da vida profissional, sempre se dedicou à maternidade, e meu pai, à paternidade – mesmo com todas as demandas da Medicina, eu e minhas irmãs somos prioridade. Tenho muita gratidão.

Perdão e verdade

Hoje, já idosos, às vezes os vejo dormir e meu coração fica apertado. Parecem bebês em sono profundo, digno e tranquilo. Tenho a grande oportunidade de lhes devolver carinho, atenção e respeito. Pena que temos a certeza de que nossos pais abandonam esse corpo e fazem uma grande passagem para o infinito. Essa é uma dor para a qual não consigo me preparar. E só quero que eles me perdoem pelos erros que cometi e por terem sofrido por mim tantas vezes. Posso acrescentar, minha mãe diz que sofre mais pelos netos.

Vou só entrar um pouco mais nessa história de perdão e verdade. Quando digo que não tenho nada que perdoar de minha mãe, quero dizer que aceito suas limitações como mãe e ser humano que é. Isso alivia minha culpa – ou, eventualmente, a dela – de termos escolhido tantos caminhos, às vezes tortuosos, em momentos de nossa convivência. Mas a verdade nos liberta. Não se prenda a mentiras, elas são muito cansativas. Você está se sentindo cansado de mentiras que talvez possa esclarecer?

Meus pais experimentaram momentos de amor com cada uma de nós. Somos três meninas em casa, e cada filha tinha um dia da semana para sair e conversar com o papai. Lembro-me como as idas e vindas da escola eram como passeios. Ele sempre nos buscava e tínhamos uma relação limpa, de muita conversa. Cresci livre.

Meus pais nunca tentaram me condicionar para uma "caixa" preestabelecida. Pelo contrário. Os pensamentos eram interligados ao desenvolvimento. Eu sou a mais velha, como comentei nessa nossa longa conversa, e sempre fui muito diferente, bem à frente do meu tempo, como já comentei também (e minha mãe também era). Não pense que foi fácil para eles.

Eu sei que ensinei muito aos meus pais. Eles quiseram aprender a lidar com a menina tinhosa que enxergava o mundo de maneira bem diferente do que a maioria dos primos. Mas que, ao mesmo tempo, era tímida e demorava a ensaiar um sorriso. Contudo, para esse aprendizado, eles não vendaram os meus olhos. Eu tive e tenho sorte de ter nascido numa família que sempre priorizou obviedades.

Tenho as minhas feridas. Mas optei por uma imersão de autoconhecimento que se iniciou cedo. Engoli muito sapo, também respondi a muitos ataques, mas nem uma coisa nem outra são úteis para tratar feridas – seria tudo tão mais simples se eu soubesse disso na adolescência (risos). Então, com a busca pela autoconsciência, percebi que não entraria em guerra. Por favor, não entenda que estou te condicionando a "engolir sapos", não é isso. Aprendi a me posicionar – e você também vai aprender.

Demorou muito. Até porque nesse processo é fundamental encontrar o meio termo entre a dor e a cura. Aí é que a comunicação e a fala precisam estar alinhadas ao seu desejo de cura. Entenda: isso não se trata do seu desejo de

A EQUAÇÃO

se vingar da dor que te causaram, mas sim de seu cuidado pessoal. O melhor de ser observadora do mundo é perceber o processo evolutivo meu e de parte da sociedade. Por exemplo, a empatia é *cool* e até virou moda. Tipo, quem não tem já perdeu o lugar.

Assim, você compreende a dor do outro que te feriu. Pode acreditar, isso muda tudo. "Quando você fala assim, não me sinto confortável. Por isso, preciso me afastar por um momento". Você se expressa sem julgamento e imposições. É possível se posicionar e não necessariamente guerrear, brigar. Entendeu?

Grandes mestres

Marshall Rosenberg*, que é o criador do método "comunicação não violenta", inspirado em Gandhi, é um deles. Meu contato com ele foi muito cedo; o conheci na década de 90, nas aventuras da televisão. Com ele, aprendi que é possível falar dos meus desejos sem acusar o outro, mas sim recebendo e escutando. Entendi que era possível me expressar por meio dessa comunicação não violenta. Nesta mesma época, passei a fazer parte de um grupo de jornalistas internacionais pela paz, que ainda faço parte, apesar de não mais trabalhar em grandes veículos de mídia tradicional.

Fui evoluindo e conheci a comunicação pacífica – fez muito mais sentido para mim. Porque era a expressão do sentimento primeiro. Apesar de amar a "comunicação não violenta", tinha algo nesse título que me incomodava um pouco. Conheci então o Maher Hassan Musleh**, um ser humano extraordinário, e me conectei ainda mais com a vida pacífica que bons relacionamentos podem nos trazer.

---

* O Marshall Rosenberg foi um psicólogo norte-americano conhecido por implementar uma cultura de paz e criar o método da Comunicação Não Violenta, ou CNV: um processo de comunicação que ajuda as pessoas a trocar as informações necessárias para resolver conflitos e acertar diferenças de maneira pacífica.

** Psicólogo clínico e um cara incrível. Para ele, a não violência é uma estratégia de construir atitudes positivas em lugar das atitudes negativas que nos dominam.

A EQUAÇÃO

Ele cunhou o termo e escreveu o livro *Comunicação pacífica – A arte de viver em paz*. A não violência não é uma estratégia que se possa utilizar hoje e descartar amanhã, nem é algo que nos torne dóceis ou facilmente influenciáveis. Trata-se, isto sim, de inculcar atitudes positivas em lugar das atitudes negativas que nos dominam. Nada de positividade tóxica, tire isso da sua cabeça.

Somos seres que, ao mesmo tempo em que precisamos sentir satisfação, devemos, impreterivelmente, estar harmonizados com os sentimentos e necessidades de quem está do outro lado da mesa da vida. Isso vale tanto para as grandes questões geopolíticas quanto para os desentendimentos do dia a dia. A pacificação das relações interpessoais – seja entre parentes, namorados, colegas, amigos ou simplesmente com pessoas que cruzam aleatoriamente nosso caminho – pode parecer coisa pequena se for comparada ao belicismo em escala planetária. Mas, certamente, pode deixar de ser se os bilhões de homens e mulheres que povoam a Terra se comprometerem com ela. O livro dele trata sobre a construção da paz no nosso dia a dia por meio da comunicação pacífica.

Quem vive na cidade grande reclama de solidão. Isso não quer dizer que lhes falte companhia – acho que o que falta mesmo é afeto. Quando somos criados com afeto, sinto que nosso corpo faz uma reserva extra para casos de emergência. Digo isso porque moro aqui neste mundo, nesta São Paulo, sozinha, e só existe uma maneira de não me perder. Eu busco dentro de mim essa reserva que me foi concedida durante minha infância e

[150]

adolescência. Meus pais são meus gurus e o Alok, meu cachorro, também (risos). Eles me deram uma visão de vida muito humilde e tranquila. E sempre dizem que a gente só vive bem neste mundo se dividirmos a própria vida com as outras pessoas.

Por outro lado, ouço muitas pessoas falando de como a objetividade das pessoas que vivem correndo nas grandes cidades pode ser vista como agressiva ou opressora pelos outros. Eu não fujo à regra. Até porque uma das principais características da minha personalidade é a fala clara e direta, um pouco do jornalismo e um pouco da vida. E a minha performance no ambiente corporativo aflorou isso. Ao longo da minha carreira, fui confrontada (prefiro acreditar que fui convidada) pelos meus clientes CEOs, presidentes de grandes empresas para atingir resultados. Inevitavelmente, isso me deixou ainda mais objetiva – mas, ainda assim, amável, até para me salvar. Um Q de egoísmo com necessidade de salvação.

Tive e tenho que exercitar todos os dias a sutileza e o ouvir. A sua personalidade é totalmente diferente? Ou é parecida? Não fique chateado. Eu, na verdade, adoraria ser sutil e dócil naturalmente. Todos nós somos incríveis em nossas peculiaridades. O que você precisa é encontrar o seu mecanismo de condução e evolução. Mas não caia no erro da docilidade e falsa fala mansa, ela é só um mecanismo de manobra e manipulação que não te faz melhor. Se como eu você não é sutil, seja direto, e seja autêntico, jamais falso.

Eu quero contar uma passagem de como observo relacionamentos de forma muito próxima. No meu *hub* espiritual,

A EQUAÇÃO

a casa que construí para ser um centro de aprofundamento na alma humana já recebeu muitas pessoas e muitos casais. Alguns querendo se separar, outros querendo casar, uns casados querendo crescer. Sempre, apenas um casal por vez. Eles ficam comigo por um final de semana ou até por um ano. Isso mesmo 365 dias. A necessidade e dedicação fazem o tempo de cada processo. O último casal, ela mais jovem que ele, ele já com 36 anos, veio de uma temporada de moradia em um retiro aqui perto de São Paulo. Toda a *mise-en-scène* *aprendida veio junto. Cristais, gestos, fala de monge, mantras, mil ideias de como mudar o mundo e ajudar o outro a se desenvolver. Fiquei impressionada, mas com olhar alerta e maduro. Prática da profissão. Sempre faço uma entrevista para conversar, e passar as boas formas de convivência no local. Os meus limites, o que será aceito e o que será considerado e claro, criar um plano de ação.

Já nos primeiros 10 dias o choque da mentira que contam para eles, sem sequer perceber. Tantas desculpas sobre tudo que fazem. O rapaz, em depressão profunda e bipolaridade, se recusa a se tratar e adoece a si mesmo e as pessoas à sua volta. Normalmente, as pessoas que se hospedam comigo tem a própria casa dentro do terreno. Organização e higiene são exigências inegociáveis. Você já percebeu que quando está com a cabeça confusa sua casa fica suja? Pia cheia de louça, roupa por lavar, seu ambiente de trabalho bagunçado... Observe, a nossa volta é o reflexo de muitos momentos da nossa vida. Por isso esses intensivos que ofereço aqui na minha casa

---

* Mise-en-scène é uma expressão francesa que está relacionada com encenação, jogo de cena.

causam uma revolução de desenvolvimento de autopercep-ção. E quanto mais você é colocado no lugar de observador e facilitador de mais vidas, consegue diagnosticar com clareza onde a mentira daquela vida está impedindo que a luz flo-resça. E se você é inteligente e um bom caminhador, já traz como aprendizado pessoal a dor do outro. Eu sei que é duro querer achar remédio para a alma. Mas vamos juntar os ca-quinhos dos vidrinhos de remédios do armário do banheiro.

Em um dos vidrinhos tem uma etiqueta escrito "tem que". Esse vidrinho você dá para seu amigo que está so-frendo e fala para ele que tem que mudar isso e aquilo. Está lá você se medicando às custas do outros com um remédio que não serve para nada.

Da farmacinha do aprendizado robótico de ser uma pessoa boa, bem o vidrinho, "se eu fosse você". Ah, esse é um dos mais vendidos nas escolas de facilitadores de vidas e complicadores de alma. E aí está você, depois de ter vivi-do falsamente afastado do mundo querendo que as pessoas sejam você. Não sei não, mas essa farmacinha está com re-médios vencidos faz tempo.

Acho até que existem alguns lugares em que a placa de-veria ser "autoatrapalhe-se". Um misto de todas as técnicas existentes, todos os dogmas, todas as culturas e toda a arro-gância de uma sociedade doente criando curadores e curan-deiros. Daí saem muitas fórmulas que servem para tudo e, na verdade, não servem para a única coisa que importa no mundo. Desenvolver autoconsciência e autoconhecimento ao invés de desejar ensinar isso ao outro.

O cultivo de relacionamentos

Ah, eu estava falando de um dos pontos mais importantes da construção da sua equação, que é saber como se relacionar. Uma das perguntas mais pulsantes dentro desse mergulho em mim, proporcionado pela minha longa estada no hospital, foi a pergunta: **cultivo relacionamentos? Eu me conecto com tempo às pessoas? Um dos principais pontos para cultivar relacionamentos é desenvolver inteligência espiritual, relacional, emocional, biológica, pacífica, comportamental e tantas outras.** Uma quase certeza passava na minha cabeça. Eu precisava aprender a me conectar com mais frequência a pessoas que eu valorizo. Você já sabe que não é uma coisa tão fácil assim para mim. Já conversamos sobre isso antes. Estou presente sempre em energia e pensamento, mas me afasto presencial e fisicamente das pessoas.

Essa reflexão me trouxe a abertura de um bom prognóstico em conseguir me relacionar melhor e com mais frequência ao sair do hospital. Boas relações diminuem o medo, aumentam a disciplina, diminuem a ansiedade, aumentam a motivação, aumentam a sensação de segurança. E você? Quanto se compromete a melhorar este item?

Nesse processo, vai entender muita coisa, como o fato de que as pessoas que mais te amam podem ser as mesmas que vão te provocar feridas profundas. O amor é um composto de várias facetas, e nesse agrupamento de emoções não existem culpados pela dor. Se vive em busca desse culpado, mais uma vez, está transitando pela terceirização e repassando para o outro a motivação da sua raiva. Está mentindo para você.

Um dos meus aprendizados de vida, por exemplo, veio de uma dor. Entendi que ações bem desenvolvidas são mais poderosas do que a falta de racionalidade de brigas infundadas. Não estou aqui querendo me fazer de monge superevoluída e te falar que tudo é (e foi) muito fácil. Não é. Perdão não é simples. Estamos falando de uma opção em seguir em frente. São dois trabalhos: o de perdoar e o de optar em esquecer.

Quando há opção por esquecer, necessariamente escolhe-se colocar uma pedra em cima daquilo que te machucou. Pode ser opção de amor-próprio. Sabe por que falo em amor-próprio? Para o outro, se você perdoar ou não, nada mudará na vida dele. Nada! Perdoar é a salvação individual, já que, a partir dessa ação, diminui níveis de raiva e parte para uma caminhada com outro processo. Por isso, encontrar o seu mecanismo é tão importante para a veracidade de todo esse processo. É humano acreditar. Credibilidade é outra coisa.

Quando me tornei mediadora de conflitos, e foram longos anos até a formação, entendi que muitas guerras eram fruto de silêncios que precisavam de palavras e de falta de pedras em alguns caminhos. Não pedras a serem jogadas, mas pedras que encerravam fatos.

A EQUAÇÃO

Acredito que parte desse mecanismo vem em não se esconder atrás da cortina. Mostrar aquela família perfeita no Instagram não vai estancar a ferida. A união teatral de Natal ou Réveillon não trará de volta quem se perdeu. Tudo parece um teatro. Vou te apresentar uma situação um pouco dura, mas que vale para a nossa discussão.

E, então, chega o dia do enterro daquela pessoa que você não visitava há anos, um parente talvez. Ou o velório de alguém que você não considerava nada (ou bem pouco) importante para a sua caminhada. Contudo, chega a notícia do falecimento. Sua primeira reação pode ser a de entrar num choro compulsivo, ir ao velório e cumprir todo o protocolo social. Ou ignorar. Por quê? Não estou te julgando. Redenção tem sua origem na culpa. Por isso não podemos nos redimir.

Contudo, quero te perguntar mais uma vez: por quê? É real? Você sentiu aquele luto? Caso a sua resposta seja sim, independentemente do nível de relação que tinha com aquela pessoa sepultada, não há problema algum no quão alto o seu choro entoou no dia do enterro. E o quanto existia de convivência ou não. Pelo contrário. Você encontrou o seu mecanismo de externar a sua dor. Morte é morte. De certa forma, ela nos coloca em uma posição de finitude, que é muito desconfortável.

Porém, se você pensou (por alguns segundos) nas minhas indagações, acho que precisamos te conduzir melhor ao processo de exposição da sua verdade. Por que as pessoas elogiam as pessoas na hora da morte e não em vida? Por que pessoas com as quais você não convivia viram santo de repente no leito de morte? Machado de Assis* costumava dizer que alguém só merece elogios exagerados quando está morto, já que acabam as possibilidades de novos deslizes (risos).

---

* Considerado por muita gente o maior nome da literatura brasileira, o Machado de Assis escreveu clássicos como "Dom Casmurro", "Memórias Póstumas de Brás Cubas", "O Alienista" e vááárias outras.

A lei das médias

Isso gira por tanta coisa, é surpreendente – como já dizia Jim Rohn, empreendedor americano: "Você é a média das cinco pessoas que mais convive". A única coisa que importa é a quantidade de tempo que passamos com elas. E não acha que esse número é pura coincidência. Na verdade, tem a ver com a lei das médias, um conceito da Física que diz que o resultado de qualquer situação é a média de todas as resoluções possíveis. Essa ideia foi sim discutida no âmbito científico e é bem conhecida nas áreas de Engenharia de Computação, Economia e Ciências Sociais. Uma pesquisa publicada em 2021 por pesquisadores da Universidade de Shiraz, no Irã, mostrando a Teoria dos 5 Graus de Separação continua em vigor e está inclusive mais efetiva do que nunca nas redes sociais.

Os pesquisadores encontraram um grau de separação de 3.43 pessoas entre dois usuários aleatórios do Twitter. Uma segunda pesquisa discute essa teoria fora da civilização ocidental, mostrando como usuários aleatórios na rede social chinesa Tencent também estão conectados por meio de 6 relações.

Essas pesquisas, de alguma maneira, me mostram uma forma generosa de selecionar esse grupo de convivência e a forma de impacto na sua existência.

Aprendi um pouco da metodologia do diálogo nas rodas de mediação, e diálogo é compartilhar significados. Não tema sentir raiva ou não querer a convivência, mas lembre-se de que se algo te contamina, é porque tocou em você profundamente algo que ainda não foi curado. Sentar em roda e ouvir pacientemente cada um que está ali até chegar à sua vez traz a sensação de pertencimento e de que faz parte de uma grande tribo terráquea. Isolado em seu mundinho e eu no meu, esquecemos facilmente que somos todos iguais.

Sua criança ferida pode reagir à criança ferida do outro. Mas crianças não se odeiam; perdoam e brincam facilmente. Lembre-se que, numa roda da vida para encontros extraordinários, você não pode deixar seus olhos passarem despercebidos.

Certa vez, fiz uma pós-graduação de Gestão Emocional nas Organizações no Hospital Albert Einstein. Estudava as emoções pelo ponto de vista científico e pelo ponto de vista contemplativo. Minha professora na área contemplativa, Jeanne, nos passou um exercício sobre empatia. Esse foi particularmente difícil, porque envolvia política, pessoas, candidatos de lados opostos e suas crenças violentas sobre a vida. Nós deveríamos olhar para a pessoa que mais foi contaminada com os fatos e que até mudou a sua personalidade e sua forma de expor ideias. Claro que o exercício iniciava na autocompaixão, depois seguia para empatia até chegar à compaixão.

Não sei você, mas vivi situações muito delicadas na guerra política que assolou mentes brilhantes com a

A EQUAÇÃO

mesma força que mentes medíocres. Eu nunca me posicionei e nunca concordei com nenhum dos lados. Acho que todos, em alguma medida, têm suas razões e suas cegueiras, mas como estudiosa de neurociências e comportamento, me impactou fortemente ver grandes cabeças sendo levadas para pensamentos tão engendrados. Doeu ver pessoas que amo e admiro defendendo ideias que precisam de uma confabulação para se tornarem verdadeiras. Na verdade, eu nem estava ligando para as ideias, estava ligando para os rostos desfigurados e os corações moídos. Me deu um misto de pena e medo. Você já sentiu isso? Que a ideia nem tanto importa, mas a pessoa na sua frente sim?

Efeito manada

Dentro dos ensinamentos da Dra. Kathleen Taylor, uma neurocientista da Universidade de Oxford, um em especial me ajuda muito, que é de certa forma a base da compaixão. Apegue-se. É uma ótima forma de não se deixar levar pela "onda" que será imposta em uma tentativa de reprogramação. Quando sentir que está sendo levado por uma série de argumentos, vai se lembrar do que realmente importa. Família, amigos, valores são escudos nessas horas.

Estudei e ainda estudo muito a "lavagem cerebral". Sabe aquela ideia de esquecer totalmente quem você é e seguir cegamente o seu político de estimação, ou uma multinacional sem escrúpulos? Pois é. Não é assim como a gente costuma ver na televisão, mas esse fenômeno existe muito e é muito mais comum do que podemos imaginar. Segundo a pesquisadora Kathleen Taylor, a lavagem cerebral nada mais é do que a aplicação de técnicas comuns da Psicologia em um nível extremo e com intenção de coagir alguém a fazer ou pensar algo.

A origem das pesquisas nessa área começou lá nos anos 50, quando alguns pesquisadores norte-americanos estavam tentando entender porque os soldados mudavam de comportamento depois da Guerra da Coreia. O curioso é que o mesmo comportamento também foi vis-

A EQUAÇÃO

to nos soldados coreanos e chineses, comprando a ideologia americana. Afinal, não importa a nacionalidade, somos todos biologicamente iguais – e as técnicas que funcionam com o outro, normalmente vão funcionar com você também.

Bom, felizmente não vou conseguir te dar a ordem exata de palavras mágicas que pode sair dizendo por aí para controlar os outros (risos). Mas algumas coisas já são conhecidas da Neurobiologia, e é isso que vou te contar. Em primeiro lugar, os pesquisadores descobriram que áreas diferentes do cérebro processam comportamentos diferentes. Assim, existem partes e circuitos cerebrais mais racionais, outros mais relacionados ao trabalho, família e por aí vai. Ao focar em partes específicas, nós recebemos sugestões de uma determinada coisa sem perceber que aquilo está sendo captado pelo nosso sistema. Tipo uma musiquinha de fundo que a gente nem percebe, mas quando vai ver, não conseguimos mais esquecer.

Outra coisa muito importante é se está vivendo um momento de estresse. Quando estamos estressados, o cérebro tem menos energia para filtrar as informações que nós captamos do nosso ambiente. Então, a probabilidade de passar uma abobrinha pelo nosso filtro de julgamento e a gente achar que aquilo que é algo para ser levado a sério é alta. Isso também acontece no efeito manada.

Além disso, sempre que alguém fala de temas mais abstratos, como amor, justiça, maldade, nós temos uma dificuldade de ter uma ideia formada sobre esses conceitos justamente por eles serem mais difíceis de captar. Por isso, maior a chance de acabarmos comprando coisas em que a gente não acredita.

Como esses temas são muito delicados para a nossa identidade, não são realizadas pesquisas com seres humanos nessa área justamente por questões éticas. Então, nosso conhecimento ainda é um pouco limitado em como e por que esse tipo de coisa funciona. A boa notícia é que têm algumas sugestões gerais que te ajudam a fortalecer o seu eu interior e te protegem dos perigos da sugestão.

Principalmente, são elas:

1. Você precisa se conhecer;

2. Conhecer o outro;

3. Solidarizar-se com a dor alheia;

4. Conhecer o lugar em que você vive;

5. Você nunca saberá o bastante e sempre o universo terá algo para te ensinar.

Feitas essas anotações (que pode ser um grande *insight* de mudança), vou te convidar para uma pequena meditação. É ela que te coloca no ambiente de desconexão com os objetos externos.

Quando você começa a meditar e entrar realmente naquela vivência, a única coisa que te pertence é o seu estado emocional e de espírito.

A EQUAÇÃO

INSPIRE, EXPIRE E REFLITA

As virtudes acumuladas ao longo da vida podem ser destruídas por um instante de raiva?

Na prática, é possível ser uma pessoa boa sem ter uma prática religiosa e sim espiritual?

Você já ensinou a paciência a alguém?

O que é cuidado para você?

A frase soou alta? A minha intenção era essa. Quero mexer com algo que segue adormecido e um tanto sem resposta aí dentro de você. "Cuidado? Eu cuido muito de mim, da minha saúde, do meu corpo e até faço atividades físicas sempre que possível." Tudo bem.

Realmente, isso tem sido suficiente para você? Na minha singela posição de observadora das relações humanas, cuidar-se é parte do autoconhecimento e vai muito além de uma ideia simplista. Até porque, para que o cuidado seja genuíno, é fundamental saber quem somos, como funcionamos e de que forma os nossos sentimentos agem dentro da nossa mente, do nosso corpo – acredito que isso seja fundamental.

Se eu te fizer uma pergunta, será sincero ao responder para você mesmo? Espero que sim. Você tem acordado sem ânimo e, às vezes, até com vontade de chutar o balde? Foi o que pensei. Agora, me esclarece outra coisa. Quais as justificativas que sempre arruma para essas respostas?

Você sente um mal-estar que nenhum médico ou terapeuta consegue diagnosticar? Dores de cabeça ou sono tipo exaustão? E uma última pergunta (pelo menos por enquanto). Você esquece coisas do cotidiano e fica meio confuso com suas ideias? Onde coloquei as chaves?

A EQUAÇÃO

Esqueci a bolsa? Nossa, perdi o cartão de entrada do prédio? Onde coloquei a máscara? E por aí vai.

Fique calmo, até porque quem nunca passou por isso? Cuidar-se é se entender, comparecer para você mesmo e se conectar. Agora é a hora de refletir sobre isso. **Reflita: cuido do corpo? Como: respeito a minha individualidade? Tenho uma alimentação saudável, entro em modas de emagrecimento, faço exercícios físicos, medito, e me respeito? O prognóstico para quem se cuida é bem bom. Diminui a procrastinação, diminui ansiedade, diminui impulsividade, aumenta foco, energia, atenção. Você já pensou em quanto se compromete a melhorar este item?**

Sabe, muitas vezes, a gente precisa desse deserto porque não sabemos lidar com nós mesmos. Não estou dizendo que você faz isso, mas, muitas vezes, terceirizar as decisões, arrumar desculpas e até se perder é um sinal que ainda estamos buscando o crescimento. A maturidade pode até nos ajudar a conquistar o poder da vida nas nossas mãos, mas somos humanos biologicamente preparados para repetir algumas ações ancestrais. E temos que aprender com elas para que possamos mudar o que pode ser modificado.

Ancestralidade

Repetições ancestrais são sentimentos atávicos (aquilo que se transmite, não planejado). Aqueles ligados à tradição ou até a uma herança ancestral. De forma geral, são características de nossos ancestrais que desapareceram em gerações anteriores e voltam a aparecer nos descendentes – ou seja, em nós. O conceito é tão forte que dizem que "a esperança é um desejo atávico e imemorial que acompanha os homens desde sempre".

Pensando nessa ideia de ancestralidade e em todas as heranças colecionadas ao longo de gerações, podemos dizer que muito do que ocorre hoje nas nossas vidas pode ser explicado por esse viés. Sabia que a figura materna foi amplamente pesquisada e surge numa ligação direta com todo tipo de cuidado? Aliás, será que é por isso que no hospital eu sempre tinha esperança? Desculpa, não quero ser afrontosa. Eu não sei a sua história.

Mas caso a sua mãe não seja essa figura imediata que reflete cuidado, pode ser que você tenha tido alguma outra pessoa ou elemento que cumpriu essa forma de cuidado na sua infância. Espero não estar te forçando a lembrar de algo muito dolorido na vida. Você já se deu conta que, de alguma forma, todo esse cuidado sempre foi gratuito? Quando estava doente, era sua mãe (ou essa figura representativa) que te dava o remédio. Ela buscava enxugar suas lágrimas e queria te conduzir de mãos dadas pelos caminhos (e possíveis buracos) que a vida teimava em te apresentar.

Tudo estava ali. Esse cuidado sempre foi gratuito e instantâneo. O que as pesquisas mostram é que nós acabamos nos esquecendo de que, na infância, os pequenos não comem sozinhos e demoram a aprender a falar. Por isso mesmo, esse cuidado é fundamental para a sobrevivência. O tempo passa. Crescemos e o cuidado que deveria ser individualizado segue terceirizado – como se a infância não tivesse ficado para trás. Por isso, arrumamos bodes expiatórios.

Respire, beba uma água. Peguei muito pesado? Desculpe-me, mas quero que você acorde e enxergue a necessidade do autocuidado. Pode demorar um pouco, mas vai me agradecer por isso. Claro, não estou defendendo que não precise de ninguém na vida. Claro que não – se você está nesta parte do livro, já conheceu o Dani, o cara que salvou a minha vida, e tantas outras pessoas que foram fundamentais na minha cura e são fundamentais em minha história. Mas preconizo, sim, que precisa conhecer as profundezas do seu corpo, da sua alma e do seu espírito. Essa viagem é pessoal e intransferível.

O bode expiatório

Lembra do casal que se hospedou na minha casa? Então, ela diz que ele é a razão de seu viver, e ele diz que ela é culpada como todos os outros pelos seus sofrimentos. Ela cristalizou a terceirização nos *mise-en-scènes* e ele terceirizou na culpa que os outros devem sentir. Sei que parece muito cruel o que estou te falando aqui, mas acredite, a pior crueldade é permanecer fazendo com você algo que não vai te ajudar a sair do lugar.

Recentemente, vi um documentário que me impactou enormemente. Vi ali quantas pessoas terceirizavam a si próprios. É a história de um cara chamado Keith Raniere. Em 1989, ele fundou o grupo NXIVM (a pronúncia é nexium), com sede em Albany, no estado de Nova York, que se classificava como uma "comunidade guiada por princípios humanitários que busca empoderar as pessoas". Ele utilizava técnicas de *coaching* e PNL (programação neurolinguística) para que se transformasse em uma pessoa melhor. Foram 20 anos atuando em vários lugares do mundo e fazendo seguidores. Ele, a sócia e outros participantes estão presos, e muitas vidas foram destruídas. *The Vow* conta o esquema com uma riqueza de detalhes impressionante. A produção explica a fachada limpa que encobria a seita sexual NXIVM como um falso "grupo de autoajuda" (taí o famoso

A EQUAÇÃO

"autoatrapalhe-se" que acabei de criar neste texto, páginas atrás), baseado na violência e que existiu durante vinte anos infiltrado em Hollywood. As pessoas atraídas tinham perfis bem semelhantes: artistas buscando destaque na indústria de entretenimento norte-americana. Cheios de ambições e de frustrações, eram alvos perfeitos da manipulação, com um líder que se apresentava como intelectual e mentor de ricos e famosos.

Por isso, sempre preciso alertar para a terceirização de nossas dores. Falamos de lavagem cerebral antes.

Lembra quando eu te contei da pesquisa do Kevin Daum, da Humboldt State University? Após analisar o comportamento de várias pessoas, ele descobriu que nós somos obrigados a tomar em média 35.000 decisões por dia. Se fizer as contas (e descontando de 8 a 9 horas de sono por dia), são cerca de 2.000 decisões a cada hora, ou uma escolha a cada dois segundos.

Nós, humanos, somos programados para sentir fadiga de decisão quando enfrentamos muitas opções. Não importa o quão racional acha que é: não pode tomar decisão após decisão sem pagar um preço biológico. É mais complicado para o cérebro mascar chicletes e andar ao mesmo tempo do que jogar xadrez. Há limites para a inteligência artificial. Haverá classes de problemas que mesmo uma superinteligência não resolverá; nem mesmo vai se aproximar com eficiência.

A nossa evolução ancestral "implementou" habilidades muito mais difíceis ao longo de milênios. A revolução cognitiva é hoje o desafio do milênio.

[170]

Os atalhos do cérebro

Uma das primeiras pesquisas a estudar esse fenômeno foi a do Herbert Simon, um economista e psicólogo cognitivo. A pesquisa dele foi publicada em 1955. Desde então, vários autores vêm estudando esses vieses da nossa percepção na Economia, Psicologia e Neurociências. Eles explicam que esses erros acontecem com todo mundo porque têm a ver com a maneira como o nosso cérebro processa informação.

Quanto mais escolhas faz, mais seu cérebro busca atalhos.

O Atalho Preguiçoso: é aquele que busca padrões familiares e evita ao máximo sair da zona de conforto, fazendo você tomar decisões imprudentes e agir impulsivamente.

O Atalho Covarde: paralisa com o excesso de opções e não faz nada. Ou seja, você decide não decidir.

Não vá achando que é incrível e que isso não tem nada a ver com você, porque isso está enraizado na nossa biologia. Os pesquisadores Teck e Hartanto, da Singapure Management University, em 2019, reafirmaram que nosso cérebro prefere conclusões rápidas e fáceis em vez de um raciocínio profundo sobre alguma coisa.

Por muito tempo, pesquisadores e cientistas acreditaram que os humanos tomavam decisões lógicas e bem ponderadas. Nas últimas décadas, no entanto, descobriram uma

A EQUAÇÃO

gama de erros mentais que atrapalham nosso pensamento. A maior parte das nossas escolhas são emocionais, irracionais e confusas. Pesquisadores do Instituto Max-Planck de Neurociências provam que nosso cérebro inconsciente toma decisões entre 7 e 12 segundos antes mesmo de você achar que quer fazer alguma coisa.

Quando está tomando uma decisão, vai fazer isso achando que é você que está no controle. Mas, na verdade, bem nesse exato momento, seu cérebro, seu sistema digestivo e grande parte do seu sistema biológico estão tomando um monte de decisões que nem eu nem você temos a menor ideia, justamente para corrigir algum erro em nosso sistema interno. Um *bug* biológico que desconhecemos.

Os neurocientistas Newell e Shanks, da University College London, publicaram na revista científica *Behavioral And Brain Sciences* a prova de que nós não somos livres para tomar nossas decisões: elas são feitas inconscientemente pelos neurocircuitos do nosso cérebro. Nós recebemos ininterruptamente uma quantidade imensa de informações e, por conta das limitações neuroquímicas, é preciso criar atalhos para economizar o máximo possível de energia de pensamento.

Para isso, nosso cérebro é influenciado por experiências anteriores e treinado para encontrar padrões familiares. Ele se baseia em generalidades e regras práticas para ajudá-lo a tomar decisões difíceis rapidamente.

Por exemplo, imagine você, milhões de anos atrás, saindo da sua caverna de manhã para caçar. Está ali no meio da selva, de boa, e vê alguma coisa que te lembra um tigre.

Em um microssegundo, o seu cérebro decide por você que aquilo é realmente um tigre e ativa a amígdala do seu cérebro ligada à sobrevivência. Se não fosse esse sistema de tomada rápida de decisão, já estaria morto. Ou melhor, seu ancestral estaria morto e você nem aqui estaria.

Mas agora, imagine que isso acontece no meio de uma reunião de negócios e o cara que está negociando com você invoca no seu corpo a mesma reação? Todos os seus sistemas biológicos de luta e fuga estão sendo ativados, fazendo com que um acordo entre vocês dois fique cada vez mais distante. Pesquisas de Paul Ekman, o mais consagrado estudioso de emoções, afirma que desde as suas micro expressões faciais até inclusive o cheiro do seu medo podem influenciar as pessoas que estão naquela sala com você.

A neurociência chama esses atalhos preguiçosos do cérebro de vieses cognitivos. Daniel Kahneman, autor do livro *Rápido e devagar,* com o pesquisador Mark Riepe, define o termo "ilusão cognitiva". Para eles, a ilusão ou o viés cognitivo é a tendência que o nosso pensamento tem de cometer erros sistemáticos durante os processos de tomada de decisão.

E essas ilusões levam a atalhos cognitivos que nós usamos inconscientemente para "facilitar" as 2 mil decisões que nós tomamos por hora, em média. Mas eles não são vilões; na verdade, são fundamentais para a nossa sobrevivência. Seria totalmente impossível receber e analisar minuciosamente toda informação que chega ao nosso cérebro.

Mas esses atalhos, que são úteis nos contextos e proporções necessárias, podem se tornar erros sistemáticos do pensamento e se tornarem extremamente prejudiciais.

A EQUAÇÃO

Pense nesses vieses como se fossem alfaces. A alface é ótima para saúde. Mas, por ser ótima para saúde, você pode pensar "vou fazer a Dieta da Alface, vou só comer alface e vou comer toneladas de alface".

Bom, não precisa ser nenhum gênio para saber o que vai acontecer com sua saúde, né?

Infelizmente, os erros mentais acontecem com uma frequência muito maior do que a Dieta da Alface. Todos nós humanos estamos suscetíveis, independentemente da idade, sexo, formação ou cultura, e até mesmo da consciência que eles existem. Mesmo estando cientes dos atalhos do nosso cabeção, ainda assim, corremos o risco de eles estarem obscuramente conduzindo nossos pensamentos.

O objetivo inconsciente desse tipo de criação de atalhos por regra é garantir a sua segurança. Nosso cérebro está cuidando de nós, tentando constantemente nos manter seguros. Quando nos colocamos em situações assustadoras nas quais nos sentimos vulneráveis, nossa mente subconsciente cria regras que garantem que situações dolorosas não aconteçam conosco novamente. É uma forma de extrema aversão ao risco.

Em resumo, o seu cérebro pode continuar a repetir antigos padrões de tomada de decisão para mantê-lo em sua zona de conforto, em vez de ajudá-lo a atingir seu potencial máximo. Lembrando que o motivo para isso é que, lá atrás, nossos ancestrais tinham alguns milésimos de segundos para tomar uma decisão que poderia custar as suas vidas. A amígdala estava ligada 24 horas por dia. Sabemos que hoje não é mais assim, mas o nosso cérebro não captou a mensagem (risos).

[174]

Todos esses erros são muito conhecidos na neuropsicologia. Escolhi três pesquisas incríveis de Joyce Ehrlinger, Bora Kim e Martin Hilbert, da American Psychology Association e Universidade da Califórnia, para nos apoiar aqui no aprofundamento desses conteúdos.

Supergeneralização

Um viés cognitivo muito comum. Segundo uma pesquisa de Everton Botelho Sougey e seus colegas, da Universidade Federal de Pernambuco, supergeneralizar é lembrar nosso passado, as pessoas da nossa vida e os eventos que vivemos de forma muito genérica, sem distinguir uma coisa da outra. Conclui que o que aconteceu com você uma vez vai acontecer sempre. Acredita que a dor do passado que teve vai se refletir novamente no futuro. Por exemplo: acredita que se alguém foi mal com você, todos serão.

Pensamento tudo ou nada

O neurocientista Oshio, da Waseda University, publicou na revista científica *Japanese Psychological Research* seus achados sobre o pensamento tudo ou nada, ou pensamento dicotômico. Essa distorção polarizada só permite que o resultado seja um dos extremos. É preto ou branco, não há nenhuma área cinza. Por exemplo: não fui bem em uma prova, então esse curso não é para mim.

Personalização

É um tipo de projeção que a gente faz sobre a realidade, mesmo não tendo nenhuma prova lógica disso. Você con-

A EQUAÇÃO

clui que cada evento negativo que acontece ao seu redor é sua culpa mesmo quando não é responsável por isso. Por exemplo: se algo terminou, você se considera culpado.

Leitura de mentes

É quando nós projetamos nossos medos e inseguranças nas pessoas ao nosso redor. Você presume que sabe o que a outra pessoa está pensando, mesmo sem ter provas. Por exemplo: tem certeza de que todo mundo está pensando isso ou aquilo de você.

Adivinhação

Segundo os pesquisadores Dias e Passos, da European Union Business School, suas crenças fazem com que enxergue a realidade de maneira distorcida. Você imediatamente chega a uma conclusão negativa sem considerar os fatos da situação. Prevê que algo ruim vai acontecer a partir dessa adivinhação, mesmo não sendo fato. Por exemplo: cansei de me relacionar, são todos iguais.

Desqualificando o positivo

Esse é outro viés cognitivo que também está relacionado com as crenças sobre nós mesmos. O que acontece é que o seu cérebro distorce o positivo para se ajustar ao seu raciocínio negativo. Você nem consegue receber elogios sinceros. Em vez de ver as ações positivas que outras pessoas fizeram por você, propositadamente as transforma em negativas. Por exemplo: este presente me cheira a traição.

Declarações de dever

São pensamentos automáticos que acontecem quando achamos que deveríamos fazer melhor do que estamos fazendo. Toda falha é sinal de derrota e frustração. Quando as pessoas não atendem suas expectativas, você pode sentir dor, ódio, raiva e frustração. Por exemplo: eu devia fechar a boca nas reuniões.

Filtro negativo

É um dos vieses cognitivos mais antigos, descrito pela primeira vez em 1972 pelos pesquisadores Kanouse e Hanson. Eles afirmam que, neste viés, você vê o negativo em qualquer situação, concentra-se nele e percebe toda a situação como negativa. Por exemplo: se está fazendo uma apresentação e alguém boceja, acha que está fazendo um trabalho ruim.

Maximização e minimização

Segundo os pesquisadores Wright, Brown, Thase e Basco, da Universidade de Louisville, isso acontece quando nós maximizamos o negativo de uma situação e minimizamos o positivo. Está relacionado com a nossa atenção e a maneira como nós processamos informações baseadas nos nossos vieses cognitivos. Tipo a síndrome do impostor: quando você ganha é sorte e, quando perde, é culpa sua. Por exemplo: você acredita que, se mostrar um sinal de fraqueza, as pessoas vão te considerar perdedor.

Raciocínio emocional

Você aceita suas emoções como evidência da verdade. O raciocínio é que, só porque sente certa emoção, ela é

A EQUAÇÃO

automaticamente validada e deve ser verdadeira. Por exemplo: se sente irritado com alguém, mesmo que ele não tenha feito nada de errado com você.

Vamos ver quantas vezes você já caiu na cilada desses erros mentais. Vamos ver o quanto você se identifica. Olhe para as suas duas mãos e feche todos os dedos. Vamos lá!

Eu vou citar os 10 erros mentais mais comuns e, para cada situação que já passou, levante um dos dedos.

1. Supergeneralização
2. Pensamento tudo ou nada
3. Personalização
4. Leitura de mentes
5. Adivinhação
6. Desqualificação do positivo
7. Declaração de poder
8. Filtro negativo
9. Maximização e minimização
10. Raciocínio emocional

E aí... se identificou com muitas dessas situações?

Identificar as falhas ocultas no próprio pensamento é um passo muito importante para treinar seu músculo cognitivo e melhorar a filtragem de pensamentos válidos e inválidos. Nem tudo o que está programado em seu cérebro é verdadeiro. Isso significa que é ainda mais importante obter clareza antes de fazer algo que possa mudar toda a sua vida.

No entanto, cuidado para seu cérebro não tomar o atalho covarde! Se procrastina ou adia demais uma escolha importante, está decidindo não decidir. E a não decisão é uma escolha com consequências reais.

É muito comum para algumas pessoas perder tempo escrevendo planos e estabelecendo metas que nunca serão realizadas. Elas se preocupam tanto em evitar erros e são tão obcecadas com detalhes que a parte da ação é paralisada por completo.

Mas quero também deixar um alerta aqui: todo mundo está sujeito a experienciar esses vieses, mas se acha que esse é um aspecto principal da sua vida e está te trazendo prejuízos emocionais, sociais ou profissionais, busque ajuda médica.

Mas o que fazer se não pode se dar ao luxo de fazer escolhas imprudentes, não quer se sentir paralisado pela indecisão nem quer cair nas mãos de charlatões?

Metacognição

O poder de pensar sobre o pensamento. Você pode observar o que seu cérebro está pensando e, também, o que está fazendo com esses pensamentos – os sentimentos, ideias, emoções e impulsos que está produzindo. Mas essa nossa habilidade cognitiva está enfrentando um hábito moderno muito perigoso. Com mudanças na velocidade da luz e informações ilimitadas ao nosso alcance, estamos optando por usar a tecnologia e não mais nossos neurônios.

Na dúvida sobre alguma informação não recorremos à memória, simplesmente pesquisamos no Google. E por que isso pode ser tão prejudicial à saúde da nossa mente? Imagine que esse poder de pensar é como o dente do siso.

Você já deve ter ouvido falar que, futuramente, os dentes do siso serão extintos porque perderam sua função e não são mais utilizados. Evolutivamente, quando paramos de usar ou nos beneficiar de algo, perdemos essa habilidade. Segundo o neurocientista Jerry Bergman, da Northwest State College, o termo científico para isso é vestigial, que se refere a um órgão que foi útil no passado da nossa espécie, mas hoje em dia é quase sem utilidade.

Em 2013, a Escola de Medicina de Harvard criou a frase "Use-o ou perca-o", em uma das pesquisas mais profundas sobre o cérebro. Ficou tão famosa que já foi twittada mais de 1 milhão de vezes. Se não estivermos usando nossos cérebros, se não nos engajarmos em processos dedutivos ou lógicos, podemos perder a capacidade cognitiva. Pelo menos é o que diz uma pesquisa superbacana da Universidade de Aberdeen, publicada no *British Medical Journal*, de 2018. A resposta é clara. Manter um cérebro ativo em atividades de resolução de problemas pode melhorar a performance cognitiva na nossa velhice.

Mas não é só o cognitivo que se beneficia não, acredite se quiser, mas a felicidade também mora parte no cabeção. Paul Ekman, Richard Davidson, Matthieu Ricard e Alan Wallace, os pesquisadores do Instituto Mind & Life que mais pesquisaram a felicidade até hoje, afirmam que a verdadeira felicidade está baseada em como percebemos a realidade. Uma mente equilibrada e ciente tanto dos próprios vieses quanto da natureza ao seu redor sustenta uma felicidade genuína dentro de nós.

Para eles, nosso objetivo não deveria ser negar esses truques do nosso cérebro ou ignorar os sentimentos negativos, mas sim identificar o que está acontecendo em nossos pensamentos e perceber como influenciam a nós mesmos, nossas relações e nossa visão de mundo. Isso nos ajuda a ter uma vida de acordo com nossos valores, em vez de sermos controlados pelos nossos medos.

Você pode treinar seu cérebro para tomar melhores decisões que estejam alinhadas com seus objetivos. Decisões claras sempre começam com uma mente clara. A autoconsciência possui um imenso poder terapêutico. A mudança

A EQUAÇÃO

não acontecerá da noite para o dia, mas conforme direcione conscientemente sua mente para se concentrar no que sente, deseja e necessita: em vez de repetir os erros do passado, começará a tomar decisões melhores que o levarão à plenitude.

21 dias e pronto

A ideia de resultado fácil e rápido é uma distorção da realidade e um erro para quem quer realmente uma transformação perene. Quem descobriu essa tendência na formação de hábitos foi o Dr. Maxwell Maltz*, quando descreveu que leva, em média, 21 dias para a nossa mente começar a considerar algo "novo" como sendo normal. Depois disso, tem outro período até que o hábito se transforme em algo corriqueiro e a gente consiga fazer sem pensar muito. Uma pesquisa da University College London mostra que leva uma média de 66 dias até um hábito ser incorporado no nosso dia a dia. São quase 90 dias para realmente haver uma transformação. Não apresse o rio, siga o fluxo da vida. Você não é um tarefeiro com a agenda cheia de obrigações para entregar na porta do paraíso como prova final para passar de ano.

Acredite, esses 90 dias acontecem porque o nosso cérebro precisa de um tempo para se ajustar a algo novo, seja um comportamento, uma relação, um emprego ou qual-

---

* Um médico cirurgião plástico que percebeu que a maioria das pessoas continuava tendo problemas de autoconfiança mesmo depois de cirurgias plásticas. Ele inventou um sistema para melhorar a autoimagem e a autoconfiança das pessoas por meio de uma série de comportamentos, chamada psicocibernética (que não tem nada a ver com robôs, apesar do nome).

A EQUAÇÃO

quer elemento novo no ambiente. Depois desse período, aquilo passa a ser considerado parte da rotina e é incorporado pela nossa percepção. Quando tem autoconsciência e entende suas emoções, antes de enfrentar o mundo lá fora, se liberta de distrações, decisões erradas e camadas de incertezas avassaladoras.

Você pode começar a ter de volta a vida nas suas mãos. Sonhar e realizar a vida que deseja. Você precisa quebrar o hábito de fazer escolhas ruins para evitar o fracasso da tal felicidade que nunca chega, certo?

Agora chegamos aonde eu queria. Para mim, é o ápice desse nosso encontro. Você observou que tem praticado algo mágico para conseguir isso? Você tem respondido pequenas perguntas ao longo desta leitura, uma sabedoria ancestral para resolver problemas do mundo moderno. Você pode até ter se irritado um pouco por causa disso. A sensação é que tem muito mais pergunta do que resposta, até pegar o pique. Mas logo se acostuma com a ideia de inspirar, expirar, perguntar e refletir.

Quero abrir esta parte com uma frase de um pensador que eu gosto muito, o Sócrates. Ele tem uma máxima que diz: "conhecer-te a ti mesmo é o início de toda sabedoria".

A gente começa sempre na observação do mundo e de si mesmo. Se está discutindo alguma coisa com alguém e se sente incomodado e agressivo, provavelmente já tem uma memória afetiva de um evento parecido que te coloca nessa posição. Então, essa memória faz com que, imediatamente, reaja a um fato que já viu acontecer. Nós temos uma trilha de emoções que acontece dentro da gente. Se a gente conhecer essa trilha, a gente começa a não submeter o nosso corpo a ter reações imediatas e passamos a fazer escolhas conscientes.

Uma pesquisa publicada na *Nature** pelos pesquisadores Harding, Paul e Mendl, da Universidade de Bristol, mostra que as nossas trilhas emoções influenciam diretamente a maneira como nós processamos as informações que chegam até nós. E o contrário também é verdadeiro: ao identificar nossas emoções, podemos perceber a maneira como elas estão influenciando a nossa perspectiva do mundo.

E agora eu vou te contar um segredo que ninguém que vende curso e milagre online vai te falar: não existe um algoritmo infalível para as escolhas difíceis da vida. E não existe solução em x passos fáceis.

Não existe a resposta certa, o guia certo, o passo a passo certo, a fórmula certa.

As perguntas certas é que vão levar cada um a entender o funcionamento fundamental de seu cérebro e de sua psicologia e, assim, determinar a melhor forma de melhorar a si mesmo.

O melhor método para melhorar seu processo de tomada de decisão é fazer a si mesmo perguntas profundas e sábias. Perguntas que investigam o pensar sobre o que você pode não saber. Perguntas que desafiam suas crenças existentes. É isso que melhora drasticamente suas decisões.

Imagine que a decisão que você tem que tomar ou o problema que tem que resolver é uma chave. Quando não sabe onde está a chave, o que você faz? Perguntas!

---

* Uma das revistas científicas mais importantes do mundo todo. Ela publica estudos de todas as áreas e está em circulação desde 1869!

A EQUAÇÃO

Você se pergunta qual foi a última vez que viu a chave; se pergunta se guardou na bolsa ou na mochila. Se pergunta se levou a chave até a padaria quando foi comprar pão; e essa série de perguntas vão te guiando até a resposta final. Assim, são as perguntas socráticas.

Lembra que eu te falei lá atrás que ia te ensinar a aplicar conhecimentos ancestrais para prosperar no mundo de hoje? Então, é justamente a maiêutica de Sócrates que vai abrir o caminho para encontrar a chave que precisa.

Descreva a sua rotina

Agora, vamos ao óbvio. Observe o seu copo. Muitas vezes, acorda com azia. Toma um antiácido. Pronto. Você percebe que agir no sintoma e não na causa pode ser a terceirização do cuidado surgindo mais uma vez? É muito mais fácil falar mal do seu médico que não encontrou a motivação daquela azia do que parar alguns minutos e pensar no que comeu e que sentimento deposita na comida.

Aliás, você come comida ou alimento? Ficou na dúvida? Vou lançar aqui um pensamento sobre o comer.

Comida é aquilo que vem da indústria e cheio de código de barras. Alimento é fresco. Você cozinha e sabe a procedência.

Nessa linha, te levando para dentro da minha sala de atendimento – que, na verdade, é um jardim com horta, céu e pássaros, eu peço às pessoas para descreverem a sua rotina.

— Ah, Flávia, minha rotina é normal. Acordei, tomei café e fui trabalhar. Como assim? O que você comeu de manhã? "O de sempre!". Você faz cocô? "Faço normal. Sempre, uma vez por semana". Poxa, penso, isso não é normal. Na medicina Ayurveda, o adequado é ir ao banheiro pelo menos uma vez ao dia. Você come fibra? A sua dieta fica restrita ao pão, sorvete e chocolate? E, para piorar, pode me dizer que a sua dieta saudável se resume à ingestão de

A EQUAÇÃO

muitos legumes, alface e tomate (risos). Por mais incrível que possa parecer, toda a verdura da sua alimentação se concentra nisso e no consumo de carboidratos? Isso é grave. E penso, com meus botões estoicos*. O autoconhecimento é parte da observação do óbvio, e claro que precisa saber minimamente o que você ingere.

A primeira coisa é se lembrar de que o corpo é vivo. Quando dormimos, ele continua vivo e devemos aliviar o trabalho dele durante o sono. Como? Esqueça aquele prato gigante com carnes, carboidratos e a cervejinha para fechar o dia. A ingestão dessas doses muito tarde, por volta das 21h, 22h, não aliviará o trabalho do seu corpo durante a noite. Pelo contrário.

Por isso, a ideia é comer refeições mais pesadas até, no máximo, às 18h – isso é essencial para o descanso do seu corpo. "Ah, Flávia, agora você quer que eu fique com fome?". Nada disso. Você pode comer depois das 18h, mas até às 20h, no máximo. Mas o ideal é que sejam alimentos leves, com digestão fácil e que não vão sobrecarregar o seu organismo. O seu corpo gasta energia quando está dormindo, e seu cérebro estará consumindo 20% da sua energia em descanso. Entende a dimensão disso?

Eu te contei que no hospital, fiquei bem mal impressionada com a qualidade dos alimentos. Fico pensando: como curar um paciente sem a base sagrada da nutrição natural, suave, leve e orgânica? Na minha vida, sempre tem algo pitoresco acontecendo. Nessa necessidade de me curar pelo alimento, meus amigos Silvia e Marcos me enviavam

---

* Para os estoicos, o universo era governado pela razão, ou logos, um princípio divino que permeava tudo.

Flávia Lippi

alimentos veganos e orgânicos do "Serafim". Eu moro na Granja Viana, um bairro que já foi residencial e de pessoas que se conectavam com a natureza. Lá nos primórdios da nossa comunidade, fizemos do restaurante Serafim nossa sala de convivência. De lá vinham muitas refeições para o meu quarto, e vinha também a Kombucha*. Acreditava fortemente que a vida alimentar que escolhi antes de chegar ao hospital iria sim me ajudar a sair dali mais rápido.

Depois da alimentação, o cuidado que antecede o seu sono também é fundamental. Na hora de se deitar, o momento é de se amar. Você pode fazer uma massagem com um óleo quente na sola dos pés. Colocar o aroma de lavanda ou algum outro que goste no quarto – no meu caso, o jasmim ou algum aroma que cure o momento. Apague a luz e não deixe nada de tecnologia próximo a você. O wi-fi e a televisão emitem energias mecânicas que são ativadas mesmo com os aparelhos desligados. O celular, de preferência, deve ficar fora do quarto. Te contei no início dessa nossa longa conversa que meu quarto no hospital se tornou um retiro, e mesmo aquela televisão grande instalada na parede nunca era ligada. As pessoas respeitavam o meu estilo de vida. E a tecnologia, apesar de ser minha grande paixão, tinha a hora e o lugar certo. Ali era o momento de cura e não precisava nem desse tipo de tecnologia, nem das notícias que vinham a partir dela.

Além desse cuidado, o quarto onde vamos descansar e alimentar a nossa saúde deve ter uma temperatura

---

* Kombucha é o nome dado a um tipo de chá fermentado que, assim como o Kefir, conta com características probióticas que podem fazer muito bem para a nossa saúde.

A EQUAÇÃO

adequada. No caso de muito calor, você vai se mexer muito. Mas se tiver frio, você vai se encolher. Geralmente, a temperatura do quarto deve ser entre 18° e 23°C. Por isso, o ar-condicionado trincando não faz nada bem para o corpo. No hospital, tentava monitorar essa temperatura. Mas meu corpo estava muito fora da homeostase. E entendia que lá, a maior parte das vezes, eu precisava de atitudes extremas e, por vezes, até muito diferentes do que estava habituada. Não ficava explicando e exigindo nada. Eu aceitava. Aceitava os conselhos médicos, os caminhos encontrados. Nunca relutei. Eu já te disse que sou tolerante. Muito tolerante. E tenho muita gratidão pelos caminhos encontrados pelos profissionais no hospital.

Você tem ideia de quantas horas de sono o seu corpo precisa? Sabia que para descobrir os seus horários é preciso entender e encontrar o seu cronotipo*? Você precisa de oito horas de sono ou seis são suficientes? Você acorda descansado? Mal-humorado? Irritado? Se for assim, isso não é normal. Se acorda assim, é porque não dormiu bem. Todos nós temos um relógio biológico**. Na ciência tradicional, é a cronobiologia que estuda nossa relação com a vida a partir do nosso relógio biológico. Aqui, a seguir, deixei um teste para você conhecer

---

* É a predisposição individual de cada um ligada aos picos de energia e cansaço ao longo do dia. Isso é o que explica o fato de algumas pessoas serem mais ativas durante o dia e outras à noite. Quem determina isso é a produção de hormônios que cada pessoa tem, que depende da nossa biologia.

** O processo que determina aos seres vivos os tempos do corpo, e é diferente para todo mundo. Devido aos parâmetros sociais e do mercado de trabalho, muitas pessoas vivem (e convivem) com fusos cada vez mais distantes do natural.

melhor o relógio biológico do seu corpo. A ciência ancestral, a Ayurveda, fala muito sobre essa autorresponsabilidade.

Depois de entender quantas horas precisa de sono, é fundamental compreender e talvez adotar algumas maneiras saudáveis de conduzir o seu corpo. Eu quero compartilhar com você parte da minha rotina. Acho que vai gostar disso. O ideal é se levantar assim que despertar – seja sozinho ou com a ajuda do despertador. A partir do momento que fica na cama, o seu corpo passa a entender que não é para acordar. Então, não se renda à preguiça.

```
PEQUENA ROTINA DE AUTOCUIDADO

1. Comece o seu dia com um copo de água morna e limão em jejum
   (se tiver problemas no estômago, dispense o limão e fique
   apenas com a água morna). Não tem nada a ver com emagre-
   cer... Só se o limoeiro for a 20 km da sua casa.

2. Tome um banho – uma boa dica para espantar a preguiça é al-
   ternar frio e morno na ducha. Mas termine o banho com a ducha
   fria – que, inclusive, é um santo remédio para depressão e
   joga endorfina no corpo no momento do jato de água fria.
   A endorfina tem uma função fundamental nesse momento. E, é
   claro, medite – mesmo que por poucos minutos (entre um e
   cinco minutos) – antes de começar efetivamente o seu dia.
```

A EQUAÇÃO

Segundo a cronobiologia, no período da manhã, nosso corpo produz o cortisol positivo, aquele ligado à ação. Dessa forma, realizar coisas que demandam raciocínio entre 6h e 10h gera bons resultados (se isso for benéfico ao seu organismo, de acordo com o seu relógio biológico). Praticar uma atividade física nesse período é muito legal e o seu corpo (e o seu dia) agradecem. Quanto ao café preto, ele não deve ser consumido assim que você acordar, só depois das 10h da manhã. Essa primeira cafeína terá um efeito retardado e você ficará com mais sono.

Por isso, para que seu corpo absorva todos os benefícios da cafeína, o ideal é que ela seja consumida às 10h45. Aí, sim, o café dará um efeito prolongado ao seu dia. Tudo muito simples, não é mesmo? Então, quero você adequando a sua rotina com essas obviedades. Seguimos juntos.

Viu como é necessário compreender a nossa biologia? Eu chamo de inteligência biológica. Qual o funcionamento do seu corpo, da sua mente e como ocorrem suas reações ao ambiente? Não é uma questão de controle. O nosso corpo está propício para regenerar. Por que que eu não vou regenerar? O corpo nasceu para isso. Eu defendo que você deve se conhecer o máximo que puder e, assim, fazer o máximo que você puder. Autoconhecimento é muito mais do que leituras específicas ou *post* de "textão" na rede social. Essa é uma escolha individual e não tem nada a ver com os direcionamentos sociais.

INSPIRE, EXPIRE E REFLITA

O que eu posso mudar na minha rotina que vai me fazer sentir mais pleno?

Quando acordo, que tipo de pensamento aparece primeiro na minha cachola?

Há quantos centímetros está o celular da palma da sua mão na hora que você abre os olhos? Já pensou que ele não faz parte do seu braço? Qual o lugar mais distante que você pode colocar o seu celular para acordar sem a interferência dele?

O dia que voltei para o mundo

Depois desses dias no hospital, finalmente voltei para a minha adorada casa na mata. Eu era outra pessoa, como uma pessoa fica depois de viajar. Saí do hospital sem me preocupar com nada que havia defendido toda a minha vida ou com o que eu havia construído até aqui. Como se, de alguma maneira, uma mochila tivesse sido tirada das minhas costas. Até a meditação fez sentido de outra forma. Amar se tornou a coisa mais importante do mundo para mim. Surgiram tempos difíceis, já que tudo estava mudando dentro de mim. Finalmente, cheguei à conclusão de que ao fim eu teria que trabalhar com o coração, pois trabalhar com o intelecto já havia me deixado vazia e insatisfeita demais.

Cheguei em casa, no meu paraíso particular. Ainda namorava o Dani, e logo nosso relacionamento chegou ao fim. Havíamos nos amado carinhosamente por meses e sido os melhores amigos a maior parte do tempo. Foi devastador ver a amizade se romper. Mas nossas numerosas diferenças de estilo de vida não podiam mais ser varridas para debaixo do tapete ou afastadas com um sorriso, como um dia tínhamos feito.

Eu era uma vegetariana. Ele era carnívoro. Eu espiritual, e ele concreto. Eu queria ficar em casa, e ele tem um filho e queria o ar livre. Eu queria silêncio e ele queria movimento. Eu queria liberdade e viajar pelo mundo – talvez não quisesse mesmo uma família e, se quisesse, criaria um filho com a mesma liberdade que recebi. A lista prosseguia mais e mais, e parecia aumentar a cada semana. As coisas com as quais nós dois nos divertíamos juntos já não mais nos divertiam. Um amor mútuo pela música e pela leitura ainda nos ligava e nos manteve unidos por uns tempos. Mas, por fim, o canal de comunicação entre nós perdeu a sua força e cada um travava uma luta com a própria perda, vendo nossos sonhos compartilhados se desintegrarem diante de nossos olhos.

Foi um tempo de mágoas quando o relacionamento terminou e a dor dessa perda chegou. Enquanto eu me encolhia como uma bola, soluçando, desejando que pudéssemos ter feito a coisa funcionar, sabia no fundo que não podíamos. A vida nos estava chamando em diferentes direções, e o relacionamento agora estorvava nossos passos em vez de facilitá-los. A procura de mais significado em minha vida se intensificou e, como resultado, a questão do trabalho cresceu em importância. Não um trabalho qualquer, não uma continuação do que era.

Queria apenas descer do mundo e ficar ali, naquelas ondas coloridas de imensa profundidade e paz, que descobri em uma passagem extraordinária de quase morte. Ainda enfrento muitos desafios por causa do Guillain-Barré. Quando recebi o receituário de cuidados pós-hospital, o médico dizia que eu devia continuar o tratamento neurológico por tempo indeterminado. Mas o pior eram as náuseas, dores neuropáticas alucinantes, falta de memória,

A EQUAÇÃO

exaustão, enxaqueca, humor que descia e subia, secura na pele, nos olhos e em todo o corpo, reaprender a andar e por aí vai. Os dias eram muito frios e, às vezes, eu tinha até confusão mental; naquele momento, ainda andava de muletas, não tinha coordenação motora, não escrevia e não lia, e tudo era muito barulhento.

Eu moro na Granja Viana, um bairro afastado de São Paulo, e a minha casa fica em um local que pertence ao município de Cotia. Aqui, construí meu ideal de comunidade, casa verde e totalmente sustentável. Um oásis no meio de tanto caos em São Paulo. Naquele momento, o pior lugar do mundo. Para ir até a fisioterapia diariamente, eu subia mais de 20 degraus, apoiada nas muletas e na minha determinação em voltar a andar sem cair. A fisioterapia para doenças neurológicas é muito chata, mas essencial para quem tem apenas 5 anos para recuperar os neurotransmissores*. Parece muito para você? Não para quem tem uma doença autoimune.

---

* São os mensageiros químicos do nosso cérebro. Eles que fazem a comunicação entre um neurônio e outro, e é assim que a informação do mundo chega ao nosso cérebro e é processada pelo nosso corpo.

Vamos começar do básico

— Mãe, você acha que vou ficar com muitas sequelas? Ando pensativa sobre isso. Escrever, ler, falar e pensar de forma clara são muito importantes para mim.

— Filhinha, vamos começar do básico. Vamos aprender a escrever novamente. Com doçura e determinação, ela coloca a caneta nos meus dedos e, junto comigo, rabisca cada letra. Uma viagem ao profundo ato de educar. Quantas vezes ela sentou em uma cadeirinha colorida comigo para que eu pudesse expressar meus primeiros sentimentos pela escrita?

— A, escreve aqui comigo. A, M, O, agora essa tem mais curva, mas é a mais bonita. R. AMOR. E meus olhos lacrimejam de gratidão e amor. Assim, seguiram muitos dias amorosos e difíceis. Até que minha determinação, a solicitação da vida, abriu caminho para minha recuperação sozinha, à minha maneira, e com meus próprios recursos. Mamãe voltou para sua casa e seus afazeres, e eu voltei para mim mais uma vez.

Mas voltando aos sentimentos e não às pequenas missões depois do hospital, quero te falar de despertares coadjuvantes que deram base para o principal despertar: não ter controle de nada. Não tenho mais pressa. Não tenho uma obrigação específica com nada. Sinto o fluxo da vida na sua totalidade.

A EQUAÇÃO

Minha família diz que faço tudo com muita rapidez (os mais íntimos acham que me conhecem, é assim com você?). Isso é apenas uma habilidade. Sou muito hábil na resolução de problemas. Mas a pressa que tenho hoje é uma pressa de vida, e não de coisas. Quero experienciar, experimentar com a profundeza do fazer, cada segundo da minha existência. Não quero ter pressa na troca de afetos, mas quero ter pressa em não me conectar com pessoas ou fatos que me tiram o resto de vida que ainda tenho. Minha calculadora de vida me diz que não devo investir tempo naquilo que me afasta da plenitude.

Sinto o fluir. Dedico-me em amar quem está próximo e quem ainda não chegou. Está tudo certo. Sinto que nos atendimentos individuais ou nas palestras e grupos grandes: a conexão é feita pelo coração. Eu sinto que o amor é a fórmula primordial da vida. É a chave para a transformação pessoal e até profissional. O amor pode transformar tudo à minha volta. Você não imagina como um simples "bom dia" ou um "obrigado" pode fazer a diferença no seu coração. Piegas né... Pois é. E, sim, isso também é amor.

Tem um livro chamado *Como mudar o mundo*, e diz que qualquer pequena atitude em direção a uma situação mais favorável já está no caminho da cura contra a injustiça, miséria, crueldade, deterioração. O autor, John-Paul Flintoff, conta que foram muitas atitudes anônimas e não violentas que contribuíram com o fim da Segunda Guerra Mundial.

Aliás, tem um filme que conta uma dessas histórias: *O banqueiro da resistência*. É um drama baseado em fatos, dirigido por Joram Lürsen. O filme todinho se passa na Segunda Guerra Mundial e conta a história de dois irmãos de Amsterdá que resolvem usar sua expertise com o sistema bancário holandês para criar um banco clandestino durante a ocupação pela Alemanha nazista.

Nesse sentido, passa pela minha cabeça que devemos respeitar os movimentos que surgem. As pessoas apenas querem ser boas e mudar algo no mundo que as impactou. Eu me lembro o dia em que pedi demissão da TV Cultura e passei, pela última vez, nas catracas de entrada da emissora com o meu cartão de ponto*. Até hoje tenho lágrimas nos olhos quando me lembro. Naquele dia, achava que havia terminado um longo ciclo a favor da natureza (pensando bem, não sou máquina de lavar roupa, não preciso de ciclos para começar e terminar nada, risos).

Mas, enfim, achava que deveria dar espaço para outras pessoas brilharem com essas ideias. Só um pequeno aparte. Brilhem, mas não esqueçam da história da humanidade e as buscas anteriores ao que defendemos. Somos recicladores de dores e amores, não inovamos a partir de nada; do contrário, sempre fazemos algo a partir de necessidades a serem resolvidas e movimentos passados e até ancestrais.

Não seja arrogante – alguém já fez e pode ter feito até melhor que você. Lembra dos anônimos que mudaram o mundo? Alguns sabemos porque colocamos luz sobre

---

* Nos tempos longínquos, o cartão de ponto era uma maneira de controlar manualmente o horário dos funcionários de uma empresa. Era um pedacinho de papel onde uma máquina anotava o horário de entrada e saída do funcionário. Reza a lenda que ainda existem cartões de ponto por aí em algum lugar ...

A EQUAÇÃO

essas ações e ideias, mas alguns nunca foram descobertos e continuam apenas anônimos apaixonados.

INSPIRE, EXPIRE E REFLITA

Qual o momento mais arrogante da sua vida?

Você se considera hipócrita? Prove que não é.

Se você tivesse muito dinheiro, muito poder e todo mundo puxasse seu saco a todo tempo, quem seria você? Digo: humilde, hipócrita, arrogante, normal, de boas. Mas precisa explicar com um fato. Escreve aí e volta aqui.

Meu monastério

Agora, você pode ter ensaiado um sorriso maroto e questionando: "E você, Flávia, o que tem feito de tão extraordinário na sua vida, hein? O que é tão diferente para você?". Eu tenho respirado mais. Muito mais. Durante a pandemia, nós vimos os caminhos do colapso do mundo. Quando a pandemia da COVID-19 se tornou real, um inimigo surgiu próximo. Esse inimigo era mentalmente perigoso, e eu sabia isso. A maior parte das pessoas que conheço ou me procuravam viviam de forma insana, não respiravam.

No meu caso, eu encontrei uma motivação real para não me relacionar pessoalmente com ninguém (risos). Você já sabe do meu grande desafio, o de me relacionar mais. Mas, na pandemia, pude ficar apenas com os meus livros. Minha grande companhia era minha cabeça. O meu aconchego, a meditação. Minha casa, o meu acolhimento. Eu gosto da minha própria companhia e tive a oportunidade de não me preocupar em ser sociável. Apesar disso, nunca fui tão sociável (risos). Achou contraditório? Eu te explico.

Na verdade, a pandemia trouxe sérias oscilações mentais e as pessoas queriam falar. Elas me ligavam ou a comunicação era conduzida por mensagem. Mas eu não tinha

A EQUAÇÃO

que me deslocar. Então, assim, fiquei totalmente dentro das meditações. Meditei muito mais tempo. Mas também cuidei muito mais dos outros do que em outras épocas.

Eu acho que consegui colocar em prática o autocuidado na integralidade. Eu fiquei sem sair de casa por dois anos. Realmente, eu consegui viver no monastério. Eu, meu cachorro, meus livros, minha meditação, meus estudos.

Durante toda a pandemia, fiz supermercado, raríssimas vezes, exceto daquilo que não tinha nem na horta, nem nos armários. Toda a minha alimentação era daquilo que tinha na minha casa. Totalmente autossustentável. Tenho uma pequena horta e um pomar com jabuticabeiras, bananeiras, pés de frutas variadas. Costumo dizer que é meu templo de paz e a natureza é minha melhor companhia, desde o momento que acordo. Um local de amor.

Quando idealizei o meu lar, preparei um espaço pleno e pronto para viver grandes experiências. Não tinha a ideia de apenas um lugar bacaninha para morar. Não, não era isso. Aqui é o lugar que escolhi para viver a realidade que foi construída nos primórdios dessa casa. É a sustentabilidade humana e que mantenho firme. Aqui é a plenitude da economia criativa, que vive e se faz viva desde a década de 90.

Não estou adotando a positividade tóxica direcionada à busca dos benefícios da pandemia. Até porque, caro leitor, estamos falando de um tempo de caos, mortes, perdas e tristezas. O resultado desastroso levou mais de 5 milhões de pessoas, de acordo com os dados da Organização Mundial da Saúde (OMS).

Mas esse caos mostrou a necessidade de um olhar cuidadoso para a saúde mental. Ainda é impossível prever o resultado disso que a gente está falando. As pessoas já estavam surtando, morrendo. Tanto que os números relacionados à violência contra a mulher desvendaram um cenário assustador. Para se ter ideia, o aumento de novos casos ultrapassou 20% no Brasil de acordo com o levantamento da Agência Brasil.

Acredito que, de certa forma, muitas violências eram "escondidas". Você sente isso também? Ficavam ali embaixo de um tapete imaginário. Com a necessidade de isolamento social, as pessoas ficaram mais tempo juntas e muitas dessas mazelas foram colocadas para fora. Os conflitos já existiam, mas antes da pandemia era bem fácil administrar o conflito do fim de semana.

O resultado foi uma avalanche de divórcio nessa janela da pandemia. Os dados do Colégio Notarial do Brasil mostram que entre janeiro a junho, foram quase 40 mil novos pedidos de divórcio. A verdade é que esse muitas dessas relações já estavam há muito tempo "por um fio" e vivenciando momentos de muita violência.

Não acredito que relações violentas se curem. Já tem o ato violento ali que dificilmente será transformado em amor. Violência não é amor. Então, não tem cura. Mas qual é a cura do que não tem cura? O divórcio. O socorro dessa mulher. Apoio social, policial e jurídico. Assim como a violência contra a criança. Não tem como esconder as marcas de uma criança na frente de uma câmera em uma chamada de vídeo despretensiosa da família, sem agendamentos.

A EQUAÇÃO

Na escola, a camuflagem pode ser escondida por uma roupinha ou uma maquiagem. É difícil justificar. Como a criança caiu se ela está dentro de casa o tempo inteiro? Esse tipo de violência ficou mais fácil de achar cura nesse sentido. Essas questões necessitam de cura social e política.

Saúde mental

Agora, como curar as questões do desequilíbrio da mente? Falo da ansiedade, depressão, *burnout*. As doenças mentais são consequência de uma série de coisas, incluindo escolhas (ou falta de escolhas, em muitos casos), que chegam direcionadas pelo ambiente em que você vive e trabalha.

Há uma necessidade extrema de aprofundamento (aquele hackeamento que falamos lá no começo, sabe?) e autoconhecimento, que pode trazer na bagagem ansiedades ou até depressão. Depressão deveria sangrar, só assim as pessoas levariam a sério a dor alheia. Aprofundar em quem somos não é fácil, é doloroso. Não é fácil você encarar as suas sombras. Porque ninguém é luz, né? Nós somos um monte de coisa. Você é brilhante, mas também é um abismo gigante. Entende?

Então, faça essa equalização e pense: "Nossa, facilmente eu entro numa compulsão alimentar. Facilmente entro numa compulsão de álcool. Facilmente eu prefiro não fazer nada do que ser produtivo. Já que estou em casa mesmo, fico só de pijama e não faço nada. Fico assistindo a série e não trabalho". Esses sinais estavam mascarados.

E o que fazer com tudo isso que sempre esteve ali? Gosto da objetividade e de perguntas essenciais para todo esse processo. Para começar, respire, inspire, acolha e se encontre no seu silêncio. Pergunte para a sua mente (em alto som): "Quem eu sou?", "Do que eu gosto?", "O que eu escolho?", "Como é a minha vida?".

Seja leal às respostas e encontre uma possibilidade de cura gigante. Talvez assim, muitos trajetos possam ser modificados. "Opa, eu tenho tendência à depressão. Aquela melancolia que eu sentia às vezes no domingo, na verdade, era uma depressão". "Opa, eu sou uma pessoa ansiosa, eu deveria me tratar".

Chegar a essas respostas é o início de acolhimento particular. O jeito de ser generoso com você, sabe? Mas também não é possível fazer uma análise simplista em que essas oscilações mentais têm ligação direta a doenças mentais graves. A pandemia trouxe pressão, jornadas de trabalho de 24 horas e necessidade de adaptação.

Toda mudança traz medo, transformação e a possibilidade de escolha. Quando mudamos de trabalho, de casa, é assim. As mudanças trazem muita expectativa e, com isso, muita ansiedade. Vivemos uma mudança em massa no tipo de convivência, de trabalho e de toda a história a ser contada. Então, é claro que isso proporciona ansiedade, expectativa e medo em níveis diferentes.

Uma pessoa que já é mais ansiosa sofre muito mais. É claro que, em uma dimensão muito pequena, algumas pessoas se deram muito bem na pandemia – como foi o meu caso. Mas estou falando de uma parcela mínima de pessoas privilegiadas; num contexto geral, os efeitos foram desastrosos. Contudo, não tem como negar: a pandemia fez o mundo parar.

Na pandemia, eu estava incrivelmente apta para enfrentar o isolamento, a solidão e o silêncio. Eu acabara de fazer um pós-doutorado no hospital (risos). Aquele de cair no abismo e dar um salto mortal para a vida. Eu estava apta, e feliz comigo. Tenho todas as ferramentas que preciso para sair de muitas coisas que me ocorreram. Quando você está bem, consegue ajudar as outras pessoas. Caso contrário, agride a si mesmo e aos outros.

A maioria das pessoas que eu atendi durante a pandemia (gratuitamente) estava em uma situação grave de vulnerabilidade social. Uma pequena missão pôde ser cumprida. Ajudar pessoas a saírem do caos emocional, físico e mental preenche meu coração. Em geral, essas pessoas tinham muitas limitações. O acesso à internet era restrito, não tinham um lugar adequado para morar e não tinham como se proteger da Covid. Muitas haviam perdido o emprego.

Era uma ausência de tudo. E nessa ausência, a ansiedade, depressão e medo tem um campo fértil para aflorar. Não tinham histórias de privilégio e de busca do lado bom da pandemia. Elas estavam na batalha da vida, com o objetivo de sobrevivência. Isso é terrível. Muitas vezes, é impossível abrir espaço para sonhar ou planejar a vida. O principal planejamento dessas pessoas estava ligado ao que elas poderiam comer na manhã seguinte.

Essas pessoas entraram na plataforma de A Equação gratuitamente. As que quiseram, tiveram sessões individuais comigo. O conteúdo que pensei para grandes CEOs, CFOs e para inúmeros níveis de performance de mercado foi (re)pensado. E o resultado foi surpreendentemente, emocionante.

A EQUAÇÃO

Claro que a evolução não depende apenas de mim. Mas no meu peito pulsava o desejo de que cada pessoa pudesse desenvolver autonomia emocional e, assim, conseguisse hackear possibilidades e escolher oportunidades de sobrevivência. Eu quero que pensamentos que se tornaram parte de um inconsciente coletivo, como "doença mental é doença de rico", "eu não tenho o direito de ser feliz, eu tenho que sobreviver", "eu não tenho tempo para parar para pensar em mim", "eu tô com medo de fazer terapia porque eu não tenho tempo. Eu tenho que ganhar dinheiro para comer", sejam eliminados do planeta Terra.

Eu me senti encurralada pela pandemia, mas também livre para criar caminhos e perspectivas.

INSPIRE, EXPIRE E REFLITA

Como a assistente que cuida da sua casa é vista por você? Você sabe se ela está bem emocionalmente?

Como você pode levar alivio emocional para quem precisa?

O que você perde em não ver o sofrimento do outro que está tão perto de você?

A arrogância
que nos persegue

Por volta de uns 30 anos de idade, lembro-me de ter lido uma matéria que contava a vida de crianças que haviam sido consideradas gênios, ainda na infância, e quais os resultados da genialidade na idade adulta. Nesta matéria, eles citam várias pesquisas, além de falar da pesquisa de Terman – que começou a ganhar espaço em 1921 quando Lewis Terman, um psicólogo, estudioso e autor, decidiu que iria estudar, com o máximo de atenção, os superdotados.

Com recursos da organização intergovernamental Commonwealth Foundation, ele contratou auxiliares e pesquisou crianças geniais em escolas da Califórnia. As equipes testaram aproximadamente 250 mil estudantes (dos níveis fundamental e médio) e selecionaram 1.470 que tinham QI superior a 140.

Entre os selecionados, alguns chegaram a 200. Os jovens gênios eram chamados de "térmitas" (cupins, em inglês, mas há também uma derivação de Terman) pela equipe do psicólogo. Durante anos, Terman acompanhou os gênios e constatou na época. "Eles foram rastreados, testados, medidos e analisados. Suas realizações acadêmicas foram anotadas; os casamentos, acompanhados; as doenças, tabuladas; a saúde psicológica, mapeada." Tudo sobre eles era registrado e interpretado, e os selecionados eram orientados na escolha dos cursos universitários e empregos.

A EQUAÇÃO

A pesquisa, que foi publicada como *Estudos genéricos de gênios*, mostrou que para Terman "nada num indivíduo é tão importante quanto o QI, exceto talvez a ética". Nesse processo, o pesquisador esperava dos gênios para o futuro "a produção de líderes que promovam a ciência, a arte, a política, a educação e o bem-estar social em geral".

Contudo, o que o britânico Malcolm Gladwell, um jornalista notável que escreveu o *best seller Outliers*, concluiu foi que, apesar do incentivo de Terman, nem todos os gênios obtiveram sucesso. Os fora de série, "*outliers*", às vezes terminam a vida como pessoas comuns, ainda que mantivessem certo brilhantismo.

Gladwell entendeu que a relação entre sucesso e QI só funciona até certo ponto. Depois que alguém alcança um QI em torno de 120, quaisquer pontos adicionais não parecem se converter em vantagem mensurável no mundo real. O QI de Langan é 30% mais alto do que o de Einstein. Mas isso não significa que Langan seja 30% mais inteligente do que ele. Na verdade, o autor diz que "ambos são suficientemente inteligentes".

Terman, pesquisador infatigável e sério, decepcionou-se, ao menos em parte, com seus gênios. Olha só essa fala dele que eu separei aqui:

"Algumas dessas pessoas publicaram livros e artigos acadêmicos ou prosperaram nos negócios. No entanto, poucos daqueles gênios eram figuras de projeção nacional. Eles tendiam a ganhar um bom salário, mas não tão bom assim. A maioria seguiu profissões consideradas comuns, e um número surpreendente acabou em carreiras que até Terman considerou fracassos totais. Não havia um único vencedor do Prêmio Nobel naquele grupo de gênios exaustivamente selecionado. Na realidade, os pesquisadores de campo rejeitaram, entre os alunos do Ensino Fundamental, dois futuros prêmios Nobel – William Shockley e Luis Alvarez –, porque seus QIs não eram altos o suficiente".

Então, como pode ver, o QI não fez diferença nenhuma na vida de ninguém. Entretanto, no meu caso, sabendo que ele era alto, eu me apropriei dessa força. Tanto que todas as vezes que iria fracassar, pensava: "Caramba. Você é mais inteligente do que a maioria! Por favor, dê um pouco mais de si mesma e faça algo melhor para você e, quem sabe, para a humanidade".

Bom, com o tempo e muitos anos de estudo, eu me delicio em saber que, na opinião de Gladwell, no lugar do teste de QI, ele sugere que as escolas façam o teste de divergência, que ele define da seguinte maneira. "O teste da divergência pede que você use a imaginação e leve à mente ao máximo de direções diferentes. Um teste dessa natureza não possui, obviamente, uma única resposta certa. O que ele busca é o número e a originalidade das respostas. E o que ele mede não é a inteligência analítica, mas um traço bem distinto. Algo bem mais próximo da criatividade."

Por causa disso – e outras coisas que você vai notar ao longo da leitura desse livro – é que estamos em um bom caminho. Inclusive, cada dia a humanidade parte para novas formas de trocar conhecimento e identificar novas inteligências.

As batalhas perdidas

Na verdade, esse entendimento é o que acho mais importante na vida. Temos metas e planos, porém o resultado depende de um contexto muito grande, entende? Então, eu escolho muito minhas batalhas. E isso foi um aprendizado muito interessante que rolou no hospital também. Eu preciso, de fato, ter todas as batalhas vencidas? E você?

Eu faço o exercício de entender isso diariamente. Já que a minha base emocional de dados fala para mim: "Quando você perde o controle, você é fraca". Antes de hackear e mapear todos os processos, eu teria raiva, angústia, frustração, medo. Certo? Contudo, hoje eu mudo a minha base de dados. Eu tenho que entender meu estado emocional e o meu estado físico, e não meu estado intelectual.

Sou uma pessoa terrível quando estou com raiva. E você? Irritada, nervosa? Minha fala faz com que eu me arrependa depois, mesmo que eu tenha razão sobre algum fato. Aprendi a me perguntar. A raiva que eu sinto aquece o meu corpo? E meu estado mental? Como ele está? É um estado mental irritadiço? Isso é bom pra mim? Não. Não é bom para mim, e nem para você. Então, qual reação eu vou ter na vida? Eu posso ter uma reação positiva: "Isso não é bom para mim. Deixa-me respirar e voltar ao meu bom estado mental". É desse modo que a vida segue.

No meu caso, a minha arrogância tem origem clara. Você consegue ver a arrogância na raiva? Eu consigo. E a arrogância pode morar no medo, na frustração e na raiva.

Em algumas vezes, estou numa conversa e falo baixinho para meu coração. Você quer falar mesmo isso? Eu falo pra mim em alguns momentos, sozinha, alto para a minha mente entender e mudar o rumo. "Esse é um pensamento arrogante e desnecessário". Pronto, eu pulei a fase de ser arrogante naquela situação.

E o exercício é cotidiano. Talvez, nos minutos seguintes, você precisará repetir aquilo novamente. Esse é um exercício interessante diário para arrogância.

Quando você percebe a raiva e sente, você sabe qual é a emoção ou sentimento daquele momento? Medo, raiva, frustração ou arrogância? A partir de então, você faz uma opção.

Sentirei isso. Vale a pena? A emoção mais longa é a raiva. Já falamos que ela só dura um minuto. Lembra, né? Quando passa esse pico, tudo que fica é a sua opção em continuar cultivando os vestígios desse sentimento. A raiva acaba rápido e você precisa ter consciência dos efeitos avassaladores desse sentimento no seu corpo.

Repito: esse processo é diário. É uma opção cotidiana de não querer ter controle, mas isso não significa que não cumprirei minhas metas, os meus sonhos. A verdade é que não desejo ter controle a ponto de deixar as minhas emoções serem dominadas pelo medo, pela raiva, pela frustração.

Foram muitos caminhos até chegar aqui nos Saltos dessa Equação.

A EQUAÇÃO

INSPIRE, EXPIRE E REFLITA

Dentre essas sete emoções universais, quais delas te pega mais? Alegria, tristeza, raiva, medo, nojo, surpresa, desprezo. Identifique e conte um caso para ter certeza que é esta emoção.

Você acha que a raiva é um problema para você?

O fim é sempre o começo

Quero te agradecer mais uma vez por ter realizado esta jornada comigo. Eu sei que não foi fácil confrontar partes que nem sabia que existiam da sua consciência, mas fale aí, valeu a pena, não valeu? A vida está te esperando. Jogue-se de cabeça e se aprofunde, em se transformar em um indivíduo com autonomia, qualidade de vida, paz de espírito e saúde.

O seu crescimento foi incrível, e tenho certeza de que, se continuar a aplicar o que aprendeu aqui, vai chegar ainda mais longe e conquistar seu objetivo. Foi uma honra, para mim, ter feito esta jornada com você.

PS: lembre-se sempre de que o amor muda o planeta.

A EQUAÇÃO

INSPIRE, EXPIRE E REFLITA

Encerro esta jornada com:

Novas forças:

Novas motivações:

Menos medos:

Meus valores profundos:

Meus talentos-chave:

O que ganhei?

O que perdi?

O que decidi?

Obrigada, e até a próxima jornada.

UM GUIA PARA O LEITOR COLOCAR ESSAS IDEIAS TODO DIA NA VIDA

Meu querido leitor, a seguir, você vai encontrar algumas ideias de materiais e ferramentas que eu elaborei ao longo dos anos.

É aqui que você vai encontrar *planners*, que vão te ajudar a seguir seus resultados (*trackers*), para medir o seu progresso, assim como outros exercícios práticos que recomendo para você ao longo destas páginas.

Porém, gostaria de lembrar que seu caderninho pessoal de *insights*, que começamos juntos nas primeiras páginas desta leitura, nunca deve ser esquecido. O meu desejo é que o seu caderninho o acompanhe por muito tempo e lhe ofereça uma janela preciosa para a sua maneira de ser e habitar neste mundo.

Sinta-se abraçado.

Calcule a sua Equação

Leia o que significa cada letra da equação. Escolha o que aumentar e o que diminuir, conforme o que sente no momento.

Não se preocupe com contas, apenas com as ações. Você tem mais de 700 opções, matematicamente calculadas. A calculadora faz isso para você. Uma vida plena pela frente.

Utilize os números 3, 6 e 9 (números áureos) e não use 0 em hipótese alguma.

Calculadora digital:

Como aplicar no cotidiano

O número individual que escolher para cada letra, aplique diariamente no seu cotidiano. Preste atenção em um *insight* aqui. Claro que você já pratica alguma coisa, certo? Provavelmente já cuida por exemplo do seu corpo comendo uma refeição saudável. Isso já vai somar à sua conta diária. Não tem que ser algo que nunca fez. Por isso, ela é tão individual.

Se escolheu por exemplo 3x a letra A, viver o momento, deve praticar a letra A três vezes ao dia. Os Itens da Equação são um diagnóstico – como estou me sentindo; o que fazer – ação proposta pela equação; e o prognóstico – se praticar todo dia, aquilo que escolheu, terá melhoria.

Eu preciso de tempos em tempos aumentar ou diminuir a letra R. Então, coloquei o número 9 nela antes da pandemia. Já falo muito com pessoas nos atendimentos, nas aulas, então, hoje, por exemplo, diminui para 6, porque estou mais harmônica e pretendo diminuir para 3. Se falar com uma pessoa querida por dia, um amigo e um cliente, só preciso de mais 3 que nunca faço ou esqueço de fazer. Tipo, ligar para alguém que não falo há muito tempo e deveria, fazer uma amizade nova e por aí vai...

MAIS UM EXEMPLO

Diagnóstico – Falta letra A na minha vida. Eu nunca estou no momento. Sempre estou fazendo alguma coisa pensando em outra.

Como vou melhorar? Vou começar a prestar atenção em cada instante enquanto eu estiver na natureza, por exemplo.

Prognóstico – Aumentando A, posso diminuir minha ansiedade.

Você vai vivenciar cada letra ao longo da experiência aqui. Fiz um resumo de cada letra para você.

Resumo das letras
da Equação

Letra A

Reflita: vivo o aqui e agora?

Como: eu curto cada instante, detalhes, aromas, sons, paladar, tato, cenas da natureza?

Prognóstico: aumentar o A, diminui a minha ansiedade, aumenta o autocontrole, diminui o cortisol, diminui o estresse, diminui a culpa.

Quanto você se compromete a melhorar este item?

A:

Letra C

Reflita: sou curioso?

Como: você aposta no desconhecido? Você teme o incerto e misterioso? Aprende com os temas complexos?

Prognóstico: se não, aumente a letra C, para diminuir o estresse, aumentar a capacidade de resolver problemas, diminuir a ansiedade, aumentar a segurança.

Quanto se compromete a melhorar este item?

C:

Letra D

Reflita: faço o que gosto?

Como: sente sua alma sendo preenchida? Se dedica a um hobby, investe tempo em você? Se curte?

Prognóstico: aumentar a letra D, diminui a insegurança, aumenta a autoestima, diminui a irritação, aumenta o ânimo.

Quanto se compromete a melhorar este item?

D:

Letra O

Reflita: sou generoso?

Como: fazer o outro feliz te faz feliz? Faça elogios, boas ações e ouça os outros.

Prognóstico: aumentar o O, diminui a raiva, aumenta a atenção, aumenta a felicidade, diminui a depressão, aumenta a sensação de sucesso, diminui a culpa.

Quanto se compromete a melhorar este item?

O:

Letra R

Reflita: cultivo relacionamentos?

Como: desenvolva a inteligência espiritual, relacional, emocional e comportamental. Você se conecta com tempo a pessoas que valoriza?

Prognóstico: aumentar o R, diminui o medo, aumenta a disciplina, diminui a ansiedade, aumenta a motivação, aumenta a sensação de segurança.

Quanto se compromete a melhorar este item?

R:

A EQUAÇÃO

Letra S

Reflita: cuido do corpo?

Como: respeite sua individualidade. Tenha uma alimentação saudável, não entre em modas de emagrecimento, faça exercícios físicos, medite e respeite sua individualidade.

Prognóstico: aumentar S, diminui a procrastinação, diminui a ansiedade, diminui a impulsividade, aumenta o foco, a energia, a atenção.

Quanto se compromete a melhorar este item?

S:

Para toda transformação, existe uma inspiração guia.
Me responda agora.

Começo esta jornada de transformação com:

Forças:

Motivações:

Medos:

Uma visão geral sobre mim:

Meus valores profundos:

Meus talentos escondidos e os declarados:

Planners

FIM DO DIA

Repete para semana/ mês/ ano marque:

Você meditou hoje?

○   ○   ○   ○

60 min   24 min   8×1 min   1 min

Você bebeu água?

○   ○   ○   ○

2L   1L   500ml   Nada

Você se alimentou?

○   ○   ○

Comi o dia todo   Comi adequadamente   Esqueci/ Comi irregular

Avancei minha equação

○   ○   ○   ○   ○   ○

A   C   D   O   R   S

Realização e Produtividade

○ ○ ○ ○ ○ ○ ○ ○ ○ ○

10%   20%   30%   40%   50%   60%   70%   80%   90%   100%

A EQUAÇÃO

ÓTIMOS HÁBITOS DA SEMANA

MEUS ÓTIMOS HÁBITOS	S	T	Q	Q	S	S	D	MEU PRÊMIO

MINHAS TOP 3 METAS E COMO VOU CHEGAR LÁ

1.	2.	3.
○	○	○
○	○	○
○	○	○
○	○	○

Flávia Lippi

TRACKER DE HÁBITOS E METAS

MINHA META/HÁBITO	S	T	Q	Q	S	S	D	MEU PRÊMIO

TRACKER DE HÁBITOS E METAS | A EQUAÇÃO

MINHA LETRA	S	T	Q	Q	S	S	D	MEU PRÊMIO

Esta semana eu aprendi:

Na próxima semana vou focar em:

A EQUAÇÃO

 DESAFIO BANHO GELADO 20 DIAS

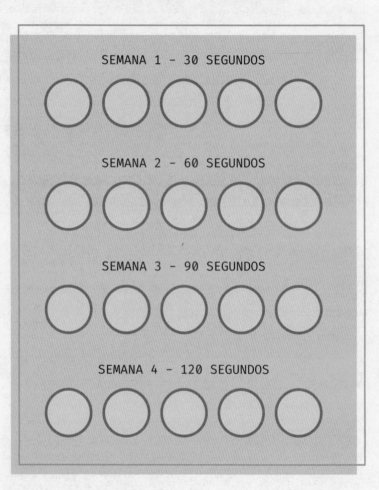

Flávia Lippi

TRACKER DE HÁBITOS E METAS

APOIO	SIM	NÃO	MEU PRÊMIO
ENDOCRINOLOGISTA			
NUTRICIONISTA			
NUTRÓLOGO			
PSIQUIATRA			
PSICÓLOGO			

Onde estou bem?

Onde preciso focar?

Próximos passos:

A EQUAÇÃO

EM EQUILÍBRIO

O QUE EU FAÇO	O QUE EU MUDO	O QUE EU GANHO

EM DESEQUILÍBRIO

O QUE EU FAÇO	O QUE EU MUDO	O QUE EU GANHO

EM ESTRESSE

O QUE EU FAÇO	O QUE EU MUDO	O QUE EU GANHO

Flávia Lippi

TRACKER DE HÁBITOS E METAS

INTELIGÊNCIA EMOCIONAL DE 0 A 10

EU	COMEÇO DO HACK	MEIO DO HACK	FIM DO HACK
ME MOTIVO DIANTE DE FRUSTRAÇÕES			
CONTROLO IMPULSOS			
CANALIZO EMOÇÕES			
SOU AFÁVEL			
SOU COMPREENSIVO			
SOU GENTIL			
NÃO BUSCO PRAZER IMEDIATO			
MOTIVO AS PESSOAS			
ENCORAJO O USO DE TALENTOS			
CONSIGO ENGAJAMENTO			
METAS EM COMUM			

A EQUAÇÃO

TRACKER DE EMOÇÕES

HABILIDADES EMOCIONAIS

Durante três dias anote e observe:

1. **Autoconhecimento emocional:** reconhecer um sentimento enquanto ele ocorre.

2. **Controle emocional:** habilidade de lidar com seus próprios sentimentos, adequando-os para a situação.

3. **Automotivação:** dirigir emoções a serviço de um objetivo é essencial para manter-se caminhando sempre em busca de algo maior.

4. **Reconhecimento de emoções em outras pessoas.**

5. **Habilidade em relacionamentos interpessoais.**

6. **Organização de grupos:** é a habilidade essencial da liderança, que envolve iniciativa e coordenação de esforços de um grupo e a habilidade do grupo de obter o reconhecimento da liderança, por meio da cooperação espontânea.

7. **Negociação de soluções:** o papel do mediador, prevenindo e resolvendo conflitos.

8. **Empatia – Sintonia pessoal:** é a capacidade de, identificando e entendendo os desejos e sentimentos das pessoas, responder (reagir) de forma apropriada, de forma a canalizá-los ao interesse comum.

9. **Sensibilidade social:** é a capacidade de detectar e identificar sentimentos e motivos das pessoas.

Flávia Lippi

DIA 1										
HABILIDADE	1	2	3	4	5	6	7	8	9	10
1										
2										
3										
4										
5										
6										
7										
8										
9										

DIA 2										
HABILIDADE	1	2	3	4	5	6	7	8	9	10
1										
2										
3										
4										
5										
6										
7										
8										
9										

A EQUAÇÃO

DIA 3										
HABILIDADE	1	2	3	4	5	6	7	8	9	10
1										
2										
3										
4										
5										
6										
7										
8										
9										

Flávia Lippi

LINHA DO TEMPO DE UM EPISÓDIO EMOCIONAL

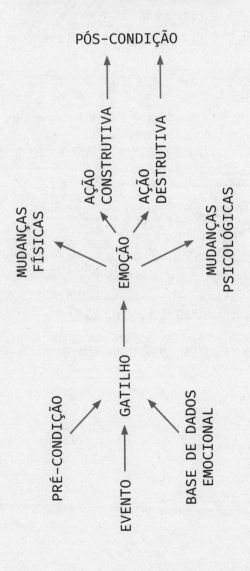

A EQUAÇÃO

GATILHO

É a convergência de 3 elementos:

EVENTO
Uma interação com uma pessoa, lugar, pensamento, memória, olfato, som, etc.

PRÉ-CONDIÇÃO
Como me sinto agora.

BASE DE DADOS EMOCIONAIS
Ou de percepções - descreve nossas respostas e nossas memórias emocionais adquiridas individualmente.

AVALIAÇÃO AUTOMÁTICA

- Procura no ambiente qualquer coisa que parece com o que está na base de dados emocional.

- Inicia reação automática em milissegundos.

- Tem vantagens e desvantagens: rápido, mas estereotipado.

- A avaliação automática reconhece gatilhos que são inatos bem como aprendidos.

- Às vezes a avaliação do gatilho é inapropriada.

- Alguns gatilhos aprendidos não são funcionais.

- Não é possível conseguir acesso consciente à avaliação automática.

A EQUAÇÃO

TRACKER DE EPISÓDIOS EMOCIONAIS

Anote, por no mínimo 3 vezes por semana, os seus gatilhos emocionais em situações desagradáveis e agradáveis.

DATA: ___ / ___ / ___   EVENTO:

EMOÇÃO (MUDANÇA FÍSICA/EMOCIONAL):

AÇÃO (CONSTRUTIVA/DESTRUTIVA):

SENTIMENTO PÓS AÇÃO:

EM DESEQUILÍBRIO

O QUE EU FAÇO	O QUE EU MUDO	O QUE EU GANHO

PASSO A PASSO DO BIOHACKER

Listei os top 10 que todo biohacker tem que ter. É um estilo de vida. Você precisa adaptar a sua personalidade. Então, anote aí.

1. Faça apenas aquilo que for interessante para você
2. Não tem regra
3. Crie um plano de ação
4. Pensamento crítico é diferente de crítica
5. Opinião é diferente de julgamento
6. Se achar muito científico, vá para a parte prática
7. Não use o ceticismo como justificativa para a inatividade
8. Divirta-se
9. Lembre-se que a vida é causa e efeito
10. Seja cientista de você

A EQUAÇÃO

Para isso, é preciso que todos os pilares do biohacking sejam contemplados de maneira estratégica e efetiva. Para mim, estes são os pilares e nesta ordem:

- **SONO:** qualidade, pouca exposição a luz vermelha, sonhos, estilo de vida.

- **AMBIENTE:** natureza, qualidade do ar, toxinas locais e emocionais.

- **NUTRIÇÃO:** alta em gorduras de qualidade e baixa em carboidratos.

- **SENTIDOS:** intenção, disciplina, gratidão, inteligências múltiplas.

- **ESPIRITUALIDADE:** união de todos os pilares para uma vida mais plena e compaixão.

- **CÉREBRO:** suplementação, eliminação de toxinas, meditação, respiração.

- **CORPO:** exercícios, postura, alongamento, banhos gelados.

- **LONGEVIDADE:** hormônios, antioxidantes, saúde mitocondrial, emoções.

TRACKER DE HÁBITOS E METAS

MINHA META/HÁBITO	S	T	Q	Q	S	S	D	MEU PRÊMIO
TENHO CONSCIÊNCIA								
TRANSFORMEI EM JOGO								
FAÇO DISSO COMPETIÇÃO								
EU ME COMPROMETO C/PEQUE- NAS METAS E CURTO PRAZO								
MEDIÇÃO								

Flávia Lippi

TRACKER DE MUDANÇAS DE HÁBITOS

CHECKLIST

MINHA META/HÁBITO	S	T	Q	Q	S	S	D	MEU PRÊMIO
EXERCÍCIO FÍSICO								
MEDITAÇÃO								
YOGA								
ALIMENTAÇÃO BALANCEADA								
SONO								
NOOTRÓPICOS								
MICROBIOTINA								
HORMÔNIOS								
APLICATIVOS DE AJUDA								

A EQUAÇÃO

Dicas para um estado emocional propício:

1. Seu quarto, seu templo.
2. Retire objetos que lembram trabalho ou problemas.
3. Tire equipamentos eletrônicos. Televisão, computador e outros.
4. Deixe sempre o quarto com luz baixa. Nunca utilize luz branca.
5. Transforme seu quarto em um local de conforto e proteção.
6. Não brigue, grite ou crie atritos dentro do seu quarto.
7. Estabeleça ali um local de gentileza, verdade, limpeza e bondade.
8. Aromatize seu quarto com óleos essenciais. Funciona muito bem no travesseiro.
9. Não leve para cama problemas, dúvidas, ideias, medos, ansiedade e desejos.
10. Tome um banho morno antes de dormir. Se tiver banheira, faça uma imersão com erva cidreira, valeriana, camomila e pétalas de rosa. Ou um sal de banho que você goste.

Dicas para o corpo:

1. Se alimente até as 18:00 e uma comida leve. Sopa, por exemplo.
2. Tome um chá para descansar. Nada de chá verde ou preto.
3. Não tome bebidas alcoólicas.
4. Se afaste da tecnologia a partir desse horário.
5. Utilize os óculos amarelos a partir das 16:00.
6. Faça uma meditação. Comece com 5 minutos e chegue a pelo menos uma hora.
7. Durma sempre no mesmo horário. Tipo bebê.
8. Faça exercícios pela manhã ou no máximo 6 horas antes de dormir.
9. Não tome cafeína.
10. Desligue o Wifi.
11. Aplicativo Calm.
12. Programa F.lux.
13. Máscara para dormir.
14. Tampões de ouvido.
15. Adesivo para lábios.
16. Temperatura entre 16 e 21 graus.

Flávia Lippi

SENTIDOS

Intenção, Disciplina, Gratidão,
Inteligências Múltiplas

Escreve esta afirmação em lugar visível por 12 vezes

Sou perfeito do jeito que sou.
Tudo na minha vida trabalha
em prol do meu bem.
Eu sou amado e sou o amor.

Feche os olhos

REAÇÕES	PALAVRAS	EMOÇÃO INICIAL	EMOÇÃO FINAL

No final das doze vezes:

O que eu faço?

O que eu mudo?

O que eu ganho?

[243]

A EQUAÇÃO

O SEU SELFIE SOCIAL

Um inventário para a sua consciência

Experiência vital: substâncias e energias que você absorveu por meio de seus atos e palavras habituais.

EXPERIÊNCIA VITAL	EMOÇÕES NEGATIVAS	EMOÇÕES POSITIVAS
ALIMENTOS		
IMPRESSÕES		
RELACIONAMENTOS		
PENSAMENTOS		
CRENÇAS		

ATIVIDADES NEGATIVAS

Emoções negativas (raiva, inveja, medo, ambição, violência), busca de prazer, de desejo, atitudes egoístas.

ATIVIDADES POSITIVAS

Meditação, oração, cultivo espiritual, compaixão, serviço social, gentileza, amizade.

Flávia Lippi

O EXAME DA INTELIGÊNCIA

Discernimento está mais desenvolvido na escolha de:

	SIM	GANHO	PERCO
ALIMENTAÇÃO			
FILMES			
SEXO			
ESPORTES			
INFORMAÇÕES CIENTÍFICAS			
POLÍTICA			
ARTES			
FILOSOFIA			
CONHECIMENTO ESPIRITUAL			

A EQUAÇÃO

O EXAME DA INTELIGÊNCIA

Inteligência refinada, clara e profunda:

	SIM	GANHO	PERCO
EXTERIOR			
JULGAMENTO DE PESSOAS			
JULGAMENTO DE SITUAÇÕES			
INTERIOR			
VERDADE INTERIOR			
REALIDADE DAS COISAS			
SENSO DE OPÇÃO			
VALOR			
JULGAMENTO			

Flávia Lippi

O EXAME DA MENTE EXTERIOR E DOS SENTIDOS

Como você se relaciona com as sensações:

	POSITIVO	NEGATIVO	NEUTRO
AUDITIVAS			
TÁTEIS			
VISUAIS			
PALADAR			
OUTRAS			

Impressões mentais e emocionais, que influências te afetam mais por meio dos sentidos:

	POSITIVO	NEGATIVO	NEUTRO
MEDO			
RAIVA			
DESEJO			
AMOR			
ÓDIO			

A EQUAÇÃO

TRACKER DE EPISÓDIOS ESPIRITUAIS

Anote, por no mínimo 3 vezes por semana, os seus insights espirituais em situações desagradáveis e agradáveis.

DATA: ___ / ___ / ___   EVENTO:

EMOÇÃO (MUDANÇA FÍSICA/EMOCIONAL):

AÇÃO (CONSTRUTIVA/DESTRUTIVA):

SENTIMENTO PÓS AÇÃO:

Flávia Lippi

TRACKER DE EPISÓDIOS ESPIRITUAIS II

Anote, por no mínimo 3 vezes por semana, os seus insights espirituais em situações desagradáveis e agradáveis.

DATA: __ / __ / __   EVENTO:

EMOÇÃO (MUDANÇA FÍSICA/EMOCIONAL):

AÇÃO (CONSTRUTIVA/DESTRUTIVA):

SENTIMENTO PÓS AÇÃO:

A EQŪAÇÃO

TRACKER DE EPISÓDIOS ESPIRITUAIS III

Anote, por no mínimo 3 vezes por semana, os seus insights espirituais em situações desagradáveis e agradáveis.

DATA: ___ / ___ / ___	EVENTO:

EMOÇÃO (MUDANÇA FÍSICA/EMOCIONAL):

AÇÃO (CONSTRUTIVA/DESTRUTIVA):

SENTIMENTO PÓS AÇÃO:

Flávia Lippi

	SIM	NÃO
A consciência (Chitta) precisa ser acalmada e esvaziada.		
A inteligência (Buddhi) precisa ser reorientada e aguçada.		
A mente (Manas) e os sentidos precisam ser controlados e interiorizados.		
O ego (Ahamkara) precisa ser dissolvido.		
A força vital (Prana) precisa ser equilibrada e intensificada.		
O corpo precisa ser purificado.		

Bibliografia

AMABILE, Teresa M. **How to Kill Creativity.** Harvard Business Review, 1998.

ANDREWS, Susan. **Por uma vida de verdade: saúde, bem-estar e gerenciamento do estresse.** Editora Ágora, 2015.

ASPREY, Dave. **Bulletproof: a dieta à prova de bala.** Editora Bicicleta Amarela, 2016.

ASPREY, Dave. **Vire o jogo.** Editora HarperCollins, 2019.

BADENOCH, B; PORGES, S. **The Heart of Trauma: Healing the Embodied Brain in the Context of Relationships (Norton Series on Interpersonal Neurobiology).** Editora W. W. Norton & Company, 2017.

BARBOSA, Christian. **Você, dona do seu tempo.** Editora Gente, 2008.

BONNSTETTER, Bill J. **New Research: The Skills That Make an Entrepreneur.** Harvard Business Review, 2012.

BROWN, Brené. **TED Talk "O poder da vulnerabilidade".**

CAMARGO, Paulo S. **Linguagem corporal: técnicas para aprimorar relacionamentos pessoais e profissionais.** Summus Editorial, 2014.

CAMARGO, Pedro. **Cronobiologia da venda.** Editora Astral Cultural, 2020.

CAMPOS, Geraldo. **Entrepreneurial intelligence, a new form of resilience to face the crisis.** Entrepreneur, 2021.

CANNON-BROOKES, Mike. **TED Talk "Como você pode usar a síndrome do impostor em seu benefício?".**

CASCIO, Jamais. **Facing the Age of Chaos.** Medium, 2020.

DAMÁSIO, António. **O erro de Descartes: emoção, razão e o cérebro humano.** Companhia das Letras, 2012.

DIAMANDIS, P., KOTLER, S. **Abundância: o futuro é melhor do que você imagina.** Alta Books, 2018.

_____. Abundância: o futuro é melhor do que você imagina. Editora Alta Books, 2018.

Divertida Mente (Inside Out). Direção: Pete Docter. Produção: Jonas Rivera. Walt Disney Studios Motion Pictures, 2015. 94 min, cor.

DOIDGE, Norman. **O cérebro que se transforma.** Editora Record, 2016.

DUHIGG, Charles. **O poder do hábito: por que fazemos o que fazemos na vida e nos negócios.** Editora Objetiva, 2012.

EKMAN, Paul. **A linguagem das emoções.** Editora Lua do Papel, 2011.

_____. **A linguagem das emoções.** Lua de Papel, 2011.

FERRISS, Timothy. **4 horas para o corpo.** Editora Intrínseca, 2012.

FISHER, R; URY, W; PATTON, B. **Como chegar ao sim.** Editora Sextante, 2018.

FREIRE, Madalena. **A paixão de conhecer o mundo.** Editora Paz & Terra, 2009.

FREY, C.; OSBORNE, M. **The Future of Employment: how susceptible are jobs to computerisation?** Universidade de Oxford, 2013.

GALTUNG, Johan. **Transcender e transformar: uma introdução ao trabalho de conflitos.** Editora Palas Athena, 2006.

GOLEMAN, Daniel. **Inteligência emocional.** Editora Objetiva, 1996.

GOLEMAN, D.; BOYATZIS, R. **Emotional Intelligence Has 12 Elements. Which Do You Need to Work On?** Harvard Business Review, 2017.

GOLEMAN, D.; DAVIDSON, R. **A ciência da meditação: como transformar o cérebro, a mente e o corpo.** Editora Objetiva, 2017.

GOMAN, Carol K. **Linguagem corporal dos líderes: como essa linguagem silenciosa pode ajudar – ou prejudicar – o seu modo de liderar.** Editora Vozes, 2015.

GUILMARTIN, Nance. **The Power of Pause: How to be More Effective in a Demanding, 24/7 World.** Editora Jossey-Bass, 2009.

GUIMARÃES, Jairo. **Os elementos de inteligência empreendedora como promotores de eficiência organizacional: um fenômeno na academia.** Perspectivas em Gestão & Conhecimento, 2014.

GUN, Murilo. **TEDx Talk "Escolas matam a aprendizagem".**

HANH, Thich N. **A arte de se comunicar.** Editora Vozes, 2017.

HANSON, R.; HANSON, F. **O poder da resiliência.** Editora Sextante, 2019.

A EQUAÇÃO

HANSON, Rick. **O cérebro e a felicidade.** Martins Fontes, 2015.

HARARI, Yuval N. **21 Lições para o Século 21.** Companhia das Letras, 2018.

HONE, Lucy. **TED Talk "Três segredos das pessoas resilientes".**

I Am. Direção: Tom Shadyac. Shady Acres Entertainment, 2010. 76 min, cor.

KAHNEMAN, Daniel. **Rápido e devagar: duas formas de pensar.** Editora Objetiva, 2012.

KONKIEWITZ, Elisabete, C. **Tópicos em neurociência clínica.** Editora UFGD, 2010.

KOTSOU, Ilios. **Caderno de exercícios de inteligência emocional.** Editora Vozes, 2011.

KRZNARIC, Roman. **O poder da empatia. a arte de se colocar no lugar do outro para transformar o mundo.** Editora Zahar, 2015.

LEE, James. **The** *Biohacking* **Manifesto.** Editora Stem Cell Media, 2015.

Lie to Me (seriado). Produção: Grazer, B.; Nevins, D.; Baum; S. Estados Unidos: 20th Century Fox, 2009.

LIPPI, Flávia, et al. **Amor em tempos de pandemia.** Editora Matrix, 2020.

_____. **Coaching da criatividade.** Editora Matrix, 2012.

_____. **Coaching do amor.** Editora Matrix, 2012.

_____. **Coaching in a box.** Editora Matrix, 2010.

_____. **Como dizer não.** Editora Matrix, 2021.

_____. **Detox mental.** Editora Matrix, 2013.

_____. **Foco & atenção.** Editora Matrix, 2014.

_____. **Guia de beleza natural.** Editora Matrix, 2006.

_____. **Líder transformador.** Editora Matrix, 2012.

_____. **Spiritual coaching.** Editora Matrix, 2011.

_____. **Sucesso & fracasso.** Editora Matrix, 2019.

MAGALDI, Sandro. **Palestra "DNA de um empreendedor de possibilidades".**

MARQUES, N.; MENNA-BARRETO, L. **Cronobiologia: princípios e aplicações.** Editora Fiocruz, 2021.

MARSAN, Christine. **Caderno de exercícios para ousar mudar a sua vida.** Editora Vozes, 2018.

MCKINSEY. **Soft skills for a hard world.** McKinsey Quarterly.

NECK, Heidi. **TED Talk "Entrepreneurial Intelligence".**

O'MEARA, Rachael. **Pausa: o poder transformador de reservar um tempo para si mesmo.** Editora Benvirá, 2019.

PINHEIRO, Débora. **A resiliência em discussão.** Psicologia em Estudo, 2004.

PUDDICOMBE, Andy. **TED Talk "Tudo que é preciso são 10 minutos consciente".**

RAS, Patrice. **Caderno de exercícios de comunicação não verbal.** Editora Vozes, 2017.

RICARD, Matthieu. **A revolução do altruísmo.** Editora Palas Athena, 2015.

ROBBINS, Anthony. **Poder sem limites.** Editora Best Seller, 2017.

ROBINSON, Ken. **Libertando o poder criativo. a chave para o crescimento pessoal e das organizações.** Alta Books, 2018.

_____. **Somos todos criativos: os desafios para desenvolver uma das principais habilidades do futuro.** Editora Benvirá, 2021.

_____. **TED Talk "Será que as escolas matam a criatividade?".**

ROSENBERG, Marshall B. **Comunicação não violenta.** Editora Ágora, 2006.

_____. **Vivendo a comunicação não violenta.** Editora Sextante, 2019.

SCHARMER, C. Otto. **Teoria U: como liderar pela percepção e realização do futuro emergente.** Editora Elsevier, 2010.

SCHIRCH, L; CAMPT, D. **Diálogo para assuntos difíceis: um guia prático de aplicação imediata.** Editora Palas Athena, 2018.

SENNET, Richard. **A corrosão do caráter.** Editora Record, 2015.

SINGER, T., RICARD, M. **Caring Economics: Conversations on Altruism and Compassion, Between Scientists, Economists, and the Dalai Lama.** Picador, 2015.

SOUZA, César. **Você é do tamanho dos seus sonhos.** Editora Best Business, 2016.

STAPPEN, Anne V. **Caderno de exercícios para evoluir graças às pessoas difíceis.** Editora Vozes, 2015.

A EQUAÇÃO

TIEPPO, Carla. **Uma viagem pelo cérebro: a via rápida para entender neurociência.** Editora Conectomus, 2019.

TZU, Sun. **A arte da guerra.** Editora Geração Editorial, 2009.

WAAL, Frans de. **A era da empatia.** Companhia das Letras, 2010.

WESMAN, Jane. **6 Habits of Effective Entrepreneurial Leadership.** Entrepreneur, 2016.

Uma bibliografia mais extensa, além de títulos de livros, filmes, músicas e documentários. Uma base sólida para o seu desenvolvimento, que começa pelas páginas do relacionamento construído até aqui.